段逸山◎主编

第三册

傷寒捷訣·傷寒法祖·大方脉·本草害利

中醫稿抄本叢刊

上海辭書出版社圖書館藏

上海辭書出版社

傷寒捷訣

傷寒捷訣

《傷寒捷訣》不分卷，清稿本，一册。清嚴宫方纂輯，由其孫整理補注編寫而成。封面題寫書名。無目録。書前有嚴宫方孫所作序一篇，但無落款，故不知成于何時。嚴宫方，字則庵，安徽桐城人。（康熙）《安慶府志·人物志》及《桐城縣志》《江南通志》均有記載，稱嚴氏初習儒，後因父病弃儒業醫，遍覽方書，善治奇病，著有醫案數百卷。但今除此稿本外，餘皆不傳。據此推測，嚴宫方爲康熙年間醫家，原書當成于這一時期，整理編寫年代或在康熙、乾隆間。序言葉上鈐陽文印章『紹興裘氏』與陰文印章『讀有用書樓藏書之章』，下鈐『中華書局圖書館藏書』。正文首葉第一行題『桐城嚴宫方則庵氏纂輯』，并粘有兩紙條，分别題有書名與『紹興裘吉生校』字樣，下鈐圖書館藏印。可見此書爲裘吉生藏本，後經其整理校對，收入《珍本醫書集成》中，于一九三六年刊行。是本高二十五點七厘米，寬十六厘米，無版框行格。以朱筆句讀及勘修，書眉有發排符號，可證此本係裘氏校改底本，供付印所用。

是書開篇，言『欲治傷寒，先須識症，診脉定名，處方必應』，概述傷寒諸證。再分九十七節，除第一節『傷寒總訣治法』外，其餘皆以七言歌訣形式，叙述傷寒各證候的特點與治要。具體包括：六經本病，如太陽經傷寒、傷風，陽明經病、腑病等；傷寒傳變過程中出現的變證與症狀，如結胸、痞氣、合病、并病、嘔吐、咳嗽等；廣義傷寒諸證，如風温、濕温、風濕、中濕、温病熱病等；類證辨析，如傷寒有時氣瘟疫不同、傷寒有四症相類等。歌訣後多有注釋，對該證的臨床表現、産生機理、辨證要點和方藥應用等再做詳細闡釋。選方以《傷寒論》方爲主，仲景未出方者，則以後世常用方補充，如風温主方人參敗毒散，濕温主方白虎加蒼术湯，温病熱病主方羌活冲和湯、防風通聖散，陽毒主方升麻葛根湯、犀角地黄湯、黄連解毒湯等。

此書承許叔微《傷寒百證歌》之體式，將傷寒相關證候條分縷析，編訣捷簡，便于記誦，又加以注釋，使經義詳明，應用有據，充分體現出其序言所説『參前賢章疏節解，務使分證立方之妙，瞭如指掌』。裘氏在《珍本醫書集成》該書提要中稱『俾學者易讀而捷成』，誠是。

（張葦航）

目録

傷寒捷訣

傷寒捷訣序

傷寒捷訣者予祖宮方則菴公之所著也自古以來傷寒之書何啻充棟而或失則訛或失則雜矣且其間各執所見建詞立論往往不同問津者恒苦之予祖上自黃帝素問下及仲景河澗東垣丹溪諸書無不研究沉潛之久恍然自得蓋素問以足六經分經論治然未嘗不通乎義也仲景立三百九十六法垂一百一十三方可詢而訣也河澗以傷寒為熱病經曰熱病者皆傷寒之類是也東垣以內傷寒悉類傷寒而丹溪之書則云傷寒屬內傷寒者十居八九是皆殊途而同歸百慮而一致者也於是

釀花爲蜜，集腋成裘，不漏不支，作歌者咸诀，斯诚後學之津梁矣。獨惜注釋未詳，而粗淺者流或第奉行故事，未審证之源，妄立方之分寸，是猶吾祖之深憂也。予不自揣，因其耳提，更參前賢章疏，節解務使分证立方之妙，瞭如指掌，非敢祖作而孫述之，冀不負吾祖之苦心焉爾。

按仲景诀未免汗漫，初學讀之如涉海问津，以三陽三陰编诀，捷简一诵了然矣。且各加注釋，庶各經不混，脉络分明，不毋小補于萬一云尔。讀注全集，更有深心，知者鑒之。

桐城嚴宮方則菴氏纂輯

治吳求吉先生括

欲治傷寒先須識症診脉定名處方必應且如太陽有傷榮傷衛之分陽明有在經在腑之痛少陽但主乎中故曰膽為清淨至三陰有傳經直中之不常須究脉理而推詳傳經者脉沉數而煩熱直中者脉沉細而清涼當汗而下為結胸痞氣當下而汗為厥竭亡陽惕惕驚漕須辨協寒協熱痢熱畜血可知發黃發狂癃疹斑爛起于濕熱二毒筋惕肉瞤由于汗下兩傷若夫風溫濕溫風濕中濕風溫則喘息多眠濕溫則妄言不食風濕肢體重而額汗流中濕肌膚黃而小便赤溫病發於春時熱病生於夏

月陽毒則面赤而狂斑陰毒則唇青而冷厥發汗戰汗身涼者喜水火既濟之功合病併病下利者惧土木互相為尅又聞實為譫語虛作鄭聲水氣停蓄者或嘔或噦火邪劫奪者或狂或驚蚘厥狐惑總是蟲症之鄉剛痓柔痓並為風病之名霍亂乃暑濕相搏寒熱是邪正交争喘咳者水搏寒而所致吐衄者熱迫血而妄行單伏双伏此飛怪脉乃否極泰來之兆陽易陰易皆為危症犯男交女接之情惡寒喘嗽者發表自愈惡熱喘滿者攻裏必寧欬逆又名吃忒動悸更曰怔忡双傳者双經同病百合者百脉一宗懊憹因心中之鬱悶臍痛引陰名為臟結厥利能食鄉

曰除中。痰癖者，手足抽搐。怫惕者，頭面並紅。勞食再復。緣新瘥之狂禁。過經不解。与溫瘧之相同。盡傷寒傳變之不一。跡雖病經直而可攻乎。前略陳其要。學者自宜變通。

傷寒捷决治法

一、二日可發表而散。三、四日宜和解而痊。五、六日便實方可議下。七、八日不愈，又復再傳。日傳二經，病名兩感。經傳六日，應無不痊。太陽無汗，麻黃為最；太陽有汗，桂枝為先。小柴胡為少陽之要領。大柴胡行陽明之秘堅。至三陰則難拘定法。或可溫而可下。宜數變以曲全生意。或可方

丙可頁

太陽經傷寒

惡寒發熱身無汗頭痛腰痛屬太陽此是傷寒邪在表急宜發散最為良

按傷寒初起一二日内乃足太陽膀胱經受之其脉起於目内眥睛明穴上腦下項循肩挾脊抵腰行身之後終於足小指至陰穴也其症則頭項痛腰脊強以及遍身痛是也然太陽為表之表其脉尺寸俱浮而緊者寒傷榮故無汗也急宜發散則汗出而諸症愈矣宜羌活湯及麻黃湯主之若浮而緩者風傷衛故有汗也宜

此三節係一段

桂枝湯主之。若傷寒見風，傷風見寒，此為風寒並受，
榮衛兩傷也，宜大青龍湯主之。他如發熱煩渴，小便不利，此
為熱入膀胱之本，宜五苓散主之。

麻黃湯中用桂枝。杏仁甘草四般兒。發熱畏寒身體
痛。須知一服汗淋漓。

傷寒發表用羌防。蘇葉川芎白芷蒼。甘草生姜葱
共引。冬時無汗用麻黃。
按羌活防風，為足太陽發表藥也，佐以蘇葉川芎

白芷蒼术諸味之辛溫則能助陽氣而發表矣

和以甘草使以姜葱俾腠理通而寒邪散至冬月

傷寒必須麻黃之辛熱以汗之斷不可廿也他如春

夏秋謂此時也感冒未可輕用

太陽經傷風

傷風約畧似傷寒有汗須知救表先此是風邪傷在衛

桂枝斟酌自安全

桂枝湯內藥三般芍藥甘草一處攢若是麻黃相合

用方名各半治傷寒

大青龍湯桂麻黃杏仁石羔甘草藏棗子生姜寒

熱服風寒兩解此為良

五苓散内用豬苓白朮雲苓澤瀉肉桂少加為

引導功能利水更生津

陽明經分在經在腑

太陽不解入陽明邪入陽明勢漸深目痛鼻乾人少睡

在經在腑卻宜分

陽明者陽氣正盛故曰陽明其脉尺寸俱長長而微洪

經病也長而沉數腑病也脉有寸関尺三部此止言尺寸

者関在其中矣

陽明經經病

在經發熱尚增寒目痛難眠鼻孔乾症屬太陽猶未
罷葛根白虎應居先
按傷寒二三日內乃足陽明胃經受之其脉起於
鼻頞承泣穴絡于目循于面行身之前終于足次指厲
兌穴也其症則身熱目痛鼻乾不得眠然陽明為
表之裏其脉尺寸俱長長而微洪經病也乃太陽
症未罷猶有惡寒在也宜解肌湯葛根湯及白虎
湯主之長而沉數腑病也乃太陽經症已罷不惡
寒專發熱也宜大承氣湯及調胃承氣湯主之
若表症未除裏症又急者宜大柴胡湯合表裏

而無治之他如病在膈上者可吐宜瓜蒂散主之

此重劑也 汗下後虛煩懊憹者可吐宜梔子豉湯

主之此輕劑也

解肌湯內芍甘葱干葛陳皮桔梗良白芷黃芩姜共棗

陽明經病可並嘗

葛根湯內用麻黃二味加入桂枝湯輕可去實因無汗有

汗加葛去麻黃

白虎湯中用石膏甘草知母本乃抄人參加上生津液

熱渴虛煩入米熬

陽明經腑病

在腑不寒專發熱咽乾作嘔心煩渴發狂譫語大腸堅大

小三承湯可啜

按不惡寒者邪不在表也咽乾煩渴並作嘔者皆胃熱甚也胃火上沖故心神失守譫語狂言大便堅燥皆裏症也急宜下之陶菴節曰傷寒邪熱傳裏須看氣勢淺深用藥若三焦俱傷則痞滿燥實堅全見宜大承氣湯邪在中焦只有燥實堅三症宜調胃承氣湯加甘草和中去實者恐傷上焦氤氳之氣也邪在上焦則痞而滿宜小承氣湯去芒硝者恐傷下焦真陰也若表症未除裏症又急不得不下

者則用大柴胡湯通表裏而後治之大承氣最緊小承氣次之調胃又次之大柴胡又次之並忌硝性急燥不可輕用也

大承氣湯用朴硝大黃等分不須饒厚朴倍加並枳實通腸利便有功勞

小承氣湯三件藥枳實大黃並厚朴結胸譫語大腸堅每服五錢功易覺

大黄 厚朴 枳实 名厚朴三物湯 又厚朴大黄兩味治太陽病腹痛而閉

調胃承氣有硝黃甘草同加用最良腹滿便堅兼口渴心煩譫語總相當

大柴胡湯用大黃半夏枳實共為良更有黃芩与芍

葉姜棗同煎利大腸

瓜蒂散中赤小豆二味勻平有傳授豆豉一合水同煎宜膈上停痰須此吐

梔子豉湯梔子先更加豆豉水同煎痛後虛煩眠不得心中懊憹吐之痊

少陽經主中宜和解

少陽寒熱往來頻口苦咽乾脇下疼目眩耳聾頭角痛。小柴胡湯是頂門針

按傷寒三四日內及足少陽膽經受之其脈起于目銳眥瞳子髎骨上頭角絡耳循胸脇行身之側終於足

四指之竅陰穴也其症則胸脇滿而耳聾往來寒熱然少陽為半表半裏其脈尺寸俱弦弦而數者病在中也宜小柴胡湯和之凡治有三禁不可發汗發汗則譫語不可吐下吐下則悸而驚只宜和之以柴胡湯主病人嘔而不渴加半夏渴而作嘔加姜汁竹茹或渴或不渴或嘔或不嘔在隨症而加減之

小柴胡湯祗五般半夏人參共交攢更有黄芩与甘草生姜棗子水同煎

三陰經分傳經直中

三陽傳罷入三陰轉入陰經勢轉深若是陰經名直中

沉深寒錮冷却宜溫

所以三陰有傳經直中之不常須究脉裡而推詳傳經者脉沉數而煩熱直中者脉沉細而清凉

太陰經傳經熱熱症

陽邪傳入太陰經腹滿咽乾手足溫尺寸俱沉時常數桂枝加入大黃平

按傷寒四五日內乃足太陰脾經受之其脉起于手足大指之隱白穴上行至腹絡于嗌連舌本行身之前終于大包穴也其症則腹滿或痛咽乾自利然三陽為表三陰為裏其脉尺寸俱沉沉而有力傳經熱症也

宜桂枝大黄湯下之沉而無力直中寒症也宜理中四逆湯温之若本是陽症或重受風寒或過飡生冷或悞服凉藥遂成變陰症此為害熱未已寒病復起始病熱症末傳寒中也亦宜理中四逆湯温之他如傷寒入三陰尚有在經表邪如太陰有桂枝加芍藥湯少陰有麻黄附子細辛湯厥陰有當歸四逆湯之類皆陰經表藥也

當歸四逆湯　當歸　白芍　桂枝　細辛　通草　甘草　大棗

桂枝大黄甘草芍枳實柴胡姜棗蓄檳榔大腹痛
水道太陰寔熱須臾却
桂枝加芍減甘草更用生姜及大棗表症未除因

悞下太陰腹痛斯安好

太陰經直中寒症

直中陰經不発热腹痛悪寒四肢厥唇青面黑是真

陰四逆理中真妙诀 此太陰直中寒症其脉沉细無力宜温之

四逆湯中姜一两生附減半去去皮尖一两甘草水煎服厥

而下利用之瘥

理中甘草用干姜白术人参是的當若是肉中加附子

更名附子理中湯

少陰經傳热症

陽邪傳入少陰中口燥咽乾譫語同便實繞臍时硬痛

腑中燥屎却宜攻

按傷寒五六日内，及足少陰腎經受之，其脈起於足之湧泉穴，上行貫脊，循喉嚨，絡舌下，注心中，行月之前，終于腧府穴也。其症則口燥咽乾，便实譫語，或遶臍腹中痛，是腑中燥屎使然，与直中全無干涉，宜下之，如大承氣及調胃承氣湯是也。

麻黄附子细辛湯，发表温經兩法彰。若非表裏相兼治，少陰反熱曷能康。

少陰經直中寒症

惡寒無熱厥如氷，吐瀉交加腹内疼。六脈沉遲陰毒盛，

身如被杖爪唇青
此少陰直中寒症也其脈沉细無力宜温之如四逆
湯理中湯之類是也
厥陰經傳經熱症
舌卷囊拳消渴甚四肢厥冷乍還温煩滿便堅多屬
熱六一順氣可旋吞
按傷寒六七日内乃足厥陰肝經受之其脈起于
足大指之大敦穴循陰器抵小腹络于肝行身前
之側终于期門穴也其症則煩滿而囊縮筋急而
唇青在男子則囊拳在女子逹孔急痛痛引小

腹疼孔者陰之深處也上宜分傳經直中治之其脉沉遲有力當下如六一順氣湯之類是也沉遲無力當溫如回陽救急湯之類是也

六一順氣芍藥標柴胡枳實大黃硝黃芩厚朴同甘草
可代三黃功更高

厥陰經直中寒症

口吐涎沫不作渴嘔逆腹疼四肢厥爪唇青黑是直寒
回陽救急功尤捷 此足厥陰直中寒症也其脉沉遲無力宜溫之
回陽救急半甘苓熟附干姜肉桂參白朮陳皮五味子
治寒直中厥陰經

夫傷寒三陰有傳經之熱症有直中之寒邪自是兩途豈容混治其可用不可用之理果何哉若能辯其因正其名察其形治法焉有不當者乎

結胸

結胸五種須分別大小結胸並水結熱實結胸煩燥多寒寔結胸渾不熱

按傷寒太陽經症表未解而醫反下之表邪乘虛入裏在五六日便堅口渴日晡潮熱上至心下下至小腹硬滿而痛不可按者乃大結胸也宜大陷胸湯主之或心下硬滿按之則痛是必待按然後作痛

况止在心下則小腹之不硬痛可知矣熱微于前故曰小結胸也宜小陷胸湯主之或水飲停胸水結胸也小半夏加茯苓湯主之或熱多煩燥熱實結胸也如大柴胡六一順氣湯皆可選用也或寒多無熱實結胸也枳實理中湯主之

大陷胸湯大黃硝甘遂同煎方更饒邪在胸中宜陷下體虛胃弱漫輕調

小陷胸湯半夏連瓜蔞實共水煎若苦能泄熱辛能散利下黃涎即便安

小半夏加茯苓湯行水散痞有生薑加桂去夏治悸厥

茯苓甘草湯名彰

血結胸

血結胸中不可按如狂嗽水不欲嚥大便黑色小便通犀角地黄湯最善

按傷寒經病甚極而畜血積于胸中鞭痛而不可按者爲血結胸也宜犀角地黄湯及桃仁承氣湯主之活人云大抵結胸症固當下須看氣之虚実脈之盛衰若脈来浮大者犹帶表邪不可下下之則死下後而復反結者之死結胸症悉具而煩燥者之死下後而舌反黑裂者之死下後而譫言讝語者之死也

痞氣

滿而不痛名為痞。枳實桔梗投是妙方。更有瀉心湯可服

大黃附子半甘姜。

按傷寒心下痞鞕而痛者為結胸，為實，鞕滿而不痛者為痞。氣為虛。凡傷寒痞氣輕者通用枳桔湯。其行氣下膈也。若心下痞按之濡，關上浮者，大黃黃連瀉心湯主之。若心下痞而復惡寒汗出者，附子瀉心湯主之。若寒多熱少，胸滿而不痛，脈濡者，半夏瀉心湯主之。若乾嘔有水氣者，生姜瀉心湯主之。若乾嘔下利腹鳴者，此非結熱，但以胃虛客氣上逆，故使鞕也。

甘草瀉心湯主之大抵傷寒之痞与雜症不同傷寒之痞從外之内故宜苦瀉雜症之痞從内之外故宜辛散

附子瀉心用三黄寒加热藥以维揚痞乃热邪寒藥治悪寒加附始相當

半夏瀉心黄連芩干姜甘草与人參大棗和之治虚痞法在降陽並和陰去人參即甘草瀉心湯加姜即生姜瀉心湯

下厥上竭

少陰但厥身無汗强發之时血不安或從口鼻或目出下厥上竭實難全

13

按傷寒傳入少陰而身厥者乃榮衛俱虚不當發汗也若強發其汗致血妄行或從口鼻或從目出此名為下厥上竭主不治也

亡陽

過汗亡陽症不輕三焦上下及周身桂枝加減甘附真武湯並附瀉心

亡陽者謂發汗過多而汗不止也然有衛外之陽為周身榮衛之主此陽虚遂有汗漏不止惡寒身痛之症宜桂枝加附子湯主之有膻中之陽為上焦心肺之主此陽虚遂有叉手冒心及奔豚之症宜桂枝甘草

湯及茯苓桂枝甘草湯主之有腎中之陽爲下焦
真元之主此陽虛遂有驚惕瞤振擗地之症
宜真武湯主之有胃中之陽爲中焦水穀生化之
主此陽虛遂有腹脹滿胃不和而成心下痞之症宜
生薑瀉心湯主之大抵傷寒亡陽病本不輕救誤者
須覘脈症知犯何逆以法治之

真武湯中芍藥煨雲苓浙术炙甘隨附子炮來加減
用生姜五片搥相宜

腸垢鶩溏

傷寒下利多般數要識陰陽勿差誤三陽利時身必熱

三陰但溫無熱俱合瘉自利葛根湯或用黃芩湯可愈
自利不渴屬太陰少陰必渴身虛故外審証分內憑脈內
外並觀斯兩得脈大由來却是虛脈滑而數有宿食腸熱而利
臍下熱譫語而利屎（燥）結少陰心痛口燥煩却與利之斯要訣

挾利與痢不同利者瀉也不因攻下而泄瀉也此即傷寒自利之症俗名漏底傷寒是矣凡傷寒自利有因三陽傳陰經而下利者為協熱利協熱利者曰腸垢臍下必熱宜黃芩湯葛根湯主之有因陰寒直中陰經而下利者必協寒利協寒利者曰鶩溏臍下必寒宜理中四逆湯主之原病式曰瀉白為寒青黃紅黑皆熱也大抵陽

熱之利與陰寒不同宜細辨而詳治之凡自利不可發汗以下利為邪氣內攻走津液而胃虛也

黃芩湯用甘芍並傷寒自利棗加烹此方遂為治痢祖後人加味或更名

發黃

濕熱在裏不能散蓄積脾中成此患頭面有汗至頸還渴飲水漿當曾莫間茵陳五苓湯最奇滲濕除黃功有積瘀血之症亦相類大便必黑此其異下焦有熱或加桃仁須加入承氣

脾胃有濕熱則發黃黃者脾胃之色也此即傷寒癥

熱發黃之症瘀熱即陽黃也經曰陽明病發熱汗出此為熱越則不發黃若但頭汗身無汗小便不利渴飲水漿此為瘀熱在裏必發黃宜以茵陳蒿湯主之如初起發黃者則以茵陳五苓散主之亦有太陽瘀熱在裏發黃者此為陽黃宜以麻黃連翹赤小豆湯主之若身如橘色小便不利腹微滿者亦宜茵陳蒿湯主之若身黃發熱者則熱外出而不內入矣宜以梔子柏皮湯主之亦有寒濕發黃者身重黃而色暗此為陰黃宜茵陳附子湯主之亦有瘀血發黃者小便利大便黑此蓄血症也宜桃仁承氣湯及犀角地黃湯主之大抵傷寒

瘀黄与雜症不同宜参症治之經曰中濕与瘀黄不利
小便非其治也
茵陈蒿湯用大黄濃煎去滓疸善敺黄梔子柏皮無可用
五苓加上又為良
桃仁承氣五般奇甘草硝黄並桂枝血症瘀黄麻肉结狂
言妄語捷相宜
滲濕湯中蒼白朮陈皮澤瀉猪苓茯厚朴香砂甘草
同燈心姜引水煎服
犀角地黄芍藥湯血升胃熱火邪干斑黄湯毒皆堪治
或益柴苓捷代肝

發狂

煩燥狂言仍面赤。熱潮咽痛號重陽。便於陽毒經中治。承氣黃連白虎詳。陰燥發狂宜附子。血證承氣地黃湯。

發狂者，謂溫毒在胃，併入于心，遂使神志不定而發狂也。狂之發，仍少卧不飢，妄語笑，妄起行，登高而歌，棄衣而走，甚則踰垣上屋。此傷寒陽毒發狂之症也。經曰：邪入于陽則狂。又曰：重陽則狂是也。宜以大承氣湯倍加芒硝急下之。有身熱煩燥不得發狂者，表裏俱熱，宜三黃石羔湯、双解散治之。又有乾嘔面赤、發斑、咽痛，下利黃赤、壯熱不得汗者，宜葶藶苦酒湯治之。上有陰燥煩狂者此非狂也為陰極煩燥周身之火浮游于外或欲坐井中或欲投泥水中臥或欲向陰涼中坐煩燥不安亦如狂也但手足逆冷脈見沉微遲細雖煩燥不能飲水者也宜附子湯救之不可一例以陽狂治也亦有瘀血煩狂者血上逆則喜忘血下畜則如狂宜桃仁承氣湯及犀角地黄湯主之其或連厥退汗灼艾燒針令人煩燥臥起不安則謂之火邪驚狂此是數者各有條例或狂言目反直視為腎絕汗出輒復狂言不能食死症也非藥石所能及矣

附子湯

附子炮二枚 茯苓三兩 人參二、 白朮 芍藥

黄連解毒湯四味黄柏黄芩梔子是退黄清熱更祛煩
吐血便紅皆可治

發斑

身如塗硃眼如火發斑狂叫無人我血熱不散出來虛三黄
青黛湯最妥

發斑者謂熱傷血之熱不散裏實表虛發于皮膚而為
斑也或渴症誤溫或當汗失汗當下失下或汗下未解
或下早熱邪入胃或下遲熱留胃中皆致發斑輕
如疹子重如錦紋若色紫黑熱極而胃爛者必死此即
傷寒陽毒發斑之症也凡斑疹將發未發之時宜川以

升麻葛根湯先透其毒如熱甚者再以犀角地黃湯主之如青黛大青知母石膏黃連黃柏黃芩之類以斑盡為如汗吐下後虛極發斑者宜以人參白虎湯主之若有溫毒發斑者冬時感寒至春始發也宜以元參升麻湯解之

凡斑疹不可發汗發汗則重令開泄更增斑爛亦不可遽下遽下則重損其陰恐斑毒内陷多致不救不可不慎也

升麻葛根湯四味攢工芍藥甘草是傷寒發熱與頭痛痙、

疹初熱為要劑

筋惕肉瞤

病人肉瞤並筋惕汗出過經真無敵不然邪入大經中狀如瘈

痙癲癇痓發汗動經身振搖宜用茯苓桂枝朮動氣在左悞下之忽尔肉瞤最為逆

筋惕肉瞤者皆由汗下太過表邪未解血氣虛奪筋肉失養所致不然邪入大經者謂不因發汗而邪熱搏于血脉之中故惕而跳動也張仲景特立真武湯以救其悞又腹中上下左右有動氣俱不可汗下若汗下則必筋惕肉瞤其左右邊動氣者俱不可汗下若汗下則筋惕肉瞤其左右邊動氣者尤當以汗下為戒也

風溫

風溫熱汗脉多浮喘渴癡眠體不收病在二陰無發汗人

參敗毒散宜投

風溫者謂先傷于風因而傷熱風于熱搏即發風溫也其脉尺寸俱浮其症則身熱自汗頭痛喘息發渴昏睡或體重不仁其病則在少陰厥陰二經宜以人參敗毒散治之凡風溫不可發汗發汗則譫語煩燥目亂無精如此死者醫殺之耳

人參敗毒散桔梗甘草川芎茯苓茅枳殼前胡独活羌柴胡十味性涼冷

溫溫

溫溫譫語热汗流額腹滿脛脛寒頭目疼痛在太陰無發汗

加蒼白朮效如神

濕温者，謂傷于濕，因而中暑，濕与熱搏，即發濕温也。其脉寸濡而弱，尺小而急，其狀胸滿，頭目痛，發壯熱，苦妄言，身上汗多而脛逆冷，其病則在太陰經，宜以白虎加蒼朮湯治之。凡濕温不可發汗，發汗則使人不能言，耳聾不知痛處，其身青，面色變，是名重暍，如此死，醫殺之耳。

風濕

風濕浮兮額汗流，腫疼發熱毒重衣。桂枝附子專能治，甘附湯中甚可醫。

風濕者先傷濕而后傷風也其脉浮虛而濇其症肢體重痛不能轉側額上微汗怯寒而不欲去衣大便難小便利宜以桂枝附子湯及甘草附子湯治之凡風濕不可發汗若發汗則風去濕在非徒無益而反害之

中濕

中濕身黃熱痛煩腸稀便濇緩而沉五苓除濕專能治甘附湯中恙可寧

中濕者風雨襲虛洞澤蒸氣人多為濕所傷也其脉沉而緩其症一身盡痛重著發黃關節煩痛發熱鼻塞時或脹滿大便利小便難宜以五苓散除濕

湯及甘草附子湯治之。凡中濕不可發汗，發汗則病熱而痙者死，亦不可下，下之則額汗胸滿，微喘而噦，小便不利。經曰：治濕之道，不利小便，非其治也。

溫病熱病

傷寒溫病發于春夏月，傷寒熱病臨羌活沖和湯可治，防風通聖散能平。

傷寒即病者，謂之傷寒；不即病者，謂之溫暑。及冬時傷寒，至春變為溫病，至夏變為熱病也。其原不殊，故一稱為傷寒；其類則殊，施治不得相混。今人或疑麻黃、桂枝湯不可用，不知傷寒冬寒之時，寒邪在

表閉其腠理非辛温不能散之此麻黄桂枝等剤所
以必用也温病熱病發於暄熱之時鬱熱自内達外無寒
在表故非辛涼寒苦酸之剤不能解此麻黄桂枝所以不
可用而後人所處九味羌活湯防風通聖散之類兼治
内外者之所以可用也

九味羌活湯防風黄芩白芷与以芎蒼术生地細辛甘草

法還用姜棗葱

防風通聖將軍芍當歸芎草朴硝梔翹芩桔並白

术麻黄荊芥滑石羔

陽毒

陽毒狂言面赤紅身斑煩燥數弦洪黃連承氣專解治犀角升麻湯可攻

陽毒者謂邪氣深重或失汗或失下或悞服熱藥遂变成陽毒其脉弦洪促數其症面目俱赤發斑如錦紋心下結痛煩燥咽痛甚則狂言奔走踰垣上屋宜以升麻葛根湯犀角地黃湯黃連（大承氣湯）解毒湯詳症治之五日者可治過六七日不可治矣

陰毒

陰毒唇青厥冷煩腹痛陰燥痰而沉回陽四逆專解治真武和陰恙可平

陰毒者，謂腎本虛寒，或傷冷物，或感寒邪，或汗下失宜，遂變成毒。其脉沉細而疾，其症爪唇青黑，四肢厥冷，身如被杖，腹中絞痛，甚則陰極發燥，精神恍惚，宜以四逆、真武湯詳症治之。五日可治，過六七日不可治矣。

發汗

太陽發汗用青龍，發服之時腎氣空，厥逆身瞤何處救，方名真武可收功。

發汗者，謂發汗過多，乃發服大青龍湯所致。仲景曰：若脉微弱，汗出惡風，不可服，此服之則厥逆，筋惕肉瞤，此為逆也。此言少陰過汗亡陽之症，故俱用真武湯以

救其悞蓋取固腎爲也

戰振慄

戰動于身慄動心二邪勝負兩般尋振〻汗出將全愈鼓頷

虛寒四逆平

戰者身爲之搖也慄者心戰而惕也此傷寒欲解將汗之時邪正相爭故戰振而股慄也然戰慄有屬陽者真氣來復正氣鼓動外爭而勝故身爲搖遂大汗而解也有屬陰者陽微陰勝邪氣內爭而正不勝故心寒足蹻鼓頷厥冷而一身戰搖也宜四逆湯溫之

合病

太陽合胃脉浮長若是浮弦合少陽膽合胃时弦不短黃芩承氣葛根详

合病者謂二陽經或三陽經同病病之不得傳者也凡三陽合病必互相下利如太陽陽明合病下利脉浮長者葛根湯主之如太陽少陽合病下利脉浮弦者黃芩湯主之如少陽陽明合病下利脉弦長者小承氣湯主之若脉長大而弦利不止不食病名曰負負者失也土敗木賊則死也

併病

太陽原与陽明並復病歸未作一家尚有太陽宜各半太

陽病罷大承證

併病者謂一經先受病又過一經病之傳者也如太陽陽明若併而未盡是謂未過仲景所謂太陽病不罷面赤陽氣怫鬱在表不得越煩燥短氣是也猶當汗之以各半湯若併之已盡是謂傳過仲景所謂太陽病罷潮熱手足汗出大便難而譫語是也法當下之以大承氣湯是知傳則入腑不傳則不入腑併病傳受有與

譫語

譫語証本非一類或因下利或胃實三陽合病或瘀血或是熱入於血室大抵發熱陽脈生反見陰脈斯為逆血室血瘀承

氣語柴胡白虎地黄攻

譫語者數〻更端聲高脈洪而數蓋由胃熱乘心神識昏冒妄言不休經曰實則譫語是也然譫語痴迷一端有因胃有燥屎而譫語者宜承氣湯治之有因過汗亡陽而譫語者宜柴胡加桂枝湯治之以和榮衛而通津液也有因三陽合病而譫語者宜白虎湯治之有因熱入血室而譫語者宜桃仁承氣湯及犀角地黄湯治之大抵譫語屬實是故宜解清熱然亦有陽虛氣脱而譫語者宜用參〻朮歸芪等劑他如脈短則死脈自和則愈又身微熱脈浮大者生逆冷脈沉或氣上逆而喘

滿或氣下奪而自利皆為逆

鄭聲

鄭聲脈細是虛形一語頻言脈更沉大小便秘手足冷急
宜附子理中湯

鄭聲者只將一事一語鄭重諄復聲低脈細而沉徑曰虛則鄭声是也其証大便秘小便利手足冷此陽虛氣脫之狀也宜急宜附子理中湯以救之大抵鄭声屬实本非寔証他如神昏氣促呃逆不止不知人事者死

嘔吐

胃家有熱難停食胃冷無和納水漿二証皆令人嘔逆嘔家

聖藥是生姜若是上行為氣逆胃家由是不安康
有物有聲謂之嘔有物無聲謂之吐蓋由表邪傳裏之氣上逆則為嘔吐水穀不下是也然嘔吐病本不同有因氣逆而嘔者宜小柴胡湯加生姜主之有因水停心下而嘔者宜茯苓甘草湯主之有因胃熱而吐者宜竹葉石羔湯加生姜汁主之有因胃寒而吐者宜理中湯加生姜主之大抵嘔吐清水即為寒症若胃中有熱必是涎液酸水病機云諸嘔吐酸及水液渾濁皆屬于熱諸病水液澄徹清冷皆屬于寒此可見矣
竹葉石羔湯用參麥冬半夏更加膏甘草生姜加粳米

虛煩自利熱所清

乾嘔

陽明胃絡從頭走，氣上逆行須便嘔。少陽嘔苦小柴胡，胸中有熱黃連候。小停心下茯苓甘，先嘔後渴五苓散。汗後虛煩竹葉湯，梔子豆豉尤堪喫。

有物無聲謂之嘔，即海藏東垣所謂干嘔是也。然干嘔症亦不同，有因太陽自汗而干嘔者，桂枝湯主之；有因水氣在裏而干嘔者，小青龍湯主之；有因水氣在裏而干嘔者，十棗湯主之；有因少陰下利而干嘔者，姜附湯主之；有因厥陰吐沫而干嘔者，吳茱萸湯主之。大抵乾嘔與嘔吐不同，宜分別治之。

小青龍湯桂麻草半夏細辛芍藥炒干姜五味可同煎
水停心下斯方好
十棗湯中用大棗芫花大戟甘遂好干嘔脇痛宜煎
服伏飲停痰醫莫少
吳茱萸湯人參重用生姜溫胃好陽明寒嘔少陰利
厥陰頭痛皆保

火邪驚狂

火邪劫奪或驚狂迫汗燒針更走陽煩燥不安何藥治
柴胡龍骨可煎嘗
火邪驚狂者醫家用火重劫迫汗及燒針灼艾

而然也其人亡陽燥卧起不安宜柴胡加龍骨牡蠣湯主之蓋柴胡龍骨牡蠣能除煩歛氣而鎮驚也

蚘厥

胃冷仍加重汗因成蚘厥吐長虫病源本屬厥陰症宜用烏梅与理中

蚘厥者病在厥陰也蚘入上膈則痛須臾復止得食則嘔而又煩蚘聞食臭復出也此為臟寒當自吐蚘与烏梅溫臟安蚘之有胃冷吐蚘者此因發汗所致病在陽明也宜用理中湯加椒五粒檳榔五分吞烏梅丸蓋烏梅丸于辛酸入肝藥中微加苦

寒納上逆之陽邪而順之使下也名曰安蚘實是安胃
故痛止火升見陰陽不相順接而下利之症皆可以此方
括之也

烏梅丸用細辛桂人參附子椒姜繼黃連黃柏及當歸溫
臟安蚘寒厥劑

狐惑

咽乾聲嗄名狐惑狐則食肛下唇瘡上唇有瘡惑食臟
黃連犀角可並嘗

狐惑者謂傷寒失汗所致食少胃虛虫嚙五臟故唇
口生瘡虫食其臟則上唇生瘡為惑虫食其肛則

下唇生瘡為狐，喉咽干聲啞齒燥惡食面目乍赤乍白乍黑，舌上白胎唇黑喜眠四肢沉重，宜以黄連犀角湯主之

剛痓柔痓

元來痓病屬膀胱，口噤如痫身反張。此是傷風感寒濕，故分兩痓有剛柔。無汗為剛須易識，惟有葛根湯第一。有汗為柔見端的，桂枝葛根湯救急。二經皆宜續命湯，剛痓去桂用麻黄。柔痓去麻當用桂，只依此法最為良。

痓者，太陽中風重感寒濕而致也。凡太陽過汗、濕家發汗、瘡後血虛以及破傷風，皆致發痓。經曰：身

熱足寒頸項強急惡寒頭熱面赤背反張口噤脈沉細如僕痙狀是也若先受風復感寒無汗惡寒為剛痙先受風復感寒惡風有汗為柔痙古方通用小續命加減治之有汗去麻黃無汗去桂枝然剛痙屬陽每多急閉之症宜大承氣湯下之柔痙屬陰每多厥逆之症宜桂心白朮散附子防風散溫之大抵剛痙易治柔痙難治神而明之存乎其人耳

小續命湯防己桂心杏仁黃芩芍藥酏甘草人參芎藭麻黃附子防風一同會

霍亂

嘔吐而利名霍亂，四肢逆冷成斯患。寒多不渴理中湯，熱多而渴五苓散。暑月忽然心腹痛，兩脚轉筋多冷汗，上吐下利並燥煩，水浸香薷吞散盞。

霍亂者，謂揮霍亂也。外有所感，內有所傷，陰陽爭腸，邪正交爭，故上吐下瀉而腹中痛也。邪在上焦則吐，邪在下焦則瀉，邪在中焦則吐瀉交作，此濕霍亂症輕易治。若上不得吐，下不得瀉，則邪不能出，壅塞正氣，關格陰陽，此乾霍亂，俗名絞腸痧，甚死甚速。切勿與穀食，即米湯下咽亦死。然霍亂主治亦有不同，如熱多口渴而吐利者，五苓散主之；寒多不渴而吐利者

理中湯主之若挾中濕而吐利者藿香正氣散主之

若挾中暑而吐利者三物香薷飲主之大抵霍乱有

挾外感者有挾內傷者主治最難分別古方通用

塩熬熱便童調飲極為得治近时通用陰陽水最為

穩當服之有神工

藿香正氣用紫蘇大腹陳皮防風桔梗咀甘草雲苓半夏曲

厚朴白芷棗姜投

香薷飲內藥四般厚朴相參扁豆攢加上黃連為绝妙

和中祛暑頗能安

寒熱往來

往來寒熱間陰陽大小柴胡及桂姜熱結心煩仍喜嘔渴而頭汗用之良

寒熱往來者陰陽相勝邪正相争而作也蓋寒為（為陰熱）陽裏表為陰表為陽邪客于半表半裏陰出与陽争陰勝則寒陽出与陰争陽勝則熱陽不足則先寒陰不足則先熱是以寒熱往來而無定時也然寒熱往來亦有不同有因熱結在裏而寒熱往來者宜大柴胡湯主之有因汗吐下後不嘔而渴但頭微汗而寒熱往來者宜柴胡桂姜湯主之

發喘

傷寒喘急最宜詳專論陽明及太陽太陽無汗麻黃症
陽明潮熱小承湯水停心下喘而咳加減青龍必可當陰症
喘時肢逆冷理中四逆用為良

夫喘者肺病也經曰肺主氣肺氣逆而上行衝衝而出
喝喝而息數張口抬肩搖身滚肚是為喘也凡傷寒
發喘有因太陽無汗而喘者此為邪氣在表心腹
必濡而不堅當用麻黃湯主之有因水停心下而喘者
此為即水為邪宜小龍湯散之有因陽明潮熱而喘者
此為邪氣在裏心腹必脹而為滿法當用小承湯下
之若陰症喘則必從脈浮而厥宜理中四逆湯溫之大

抵諸喘為悪症，以邪氣因盛，正氣將脫也。他如直視譫語，及汗出如油，喘不休，俱不治也。

咳嗽

太陽咳嗽用青龍，裏水還須十棗攻。寒熱柴胡加減治，陰邪真武揔收功。

有聲無痰曰咳，有痰無聲曰嗽。經曰：肺主氣，形寒飲冷則傷之，使氣逆而不散，衝擊咽膈，令喉中淫淫如癢，習習如梗而咳嗽也。凡傷寒咳嗽，有因太陽水氣在表而咳者，宜小青龍湯主之；有因太陽水氣在裏而咳者，宜十棗湯主之；有因少陽寒熱往來而咳

者宜小柴胡湯加减治之有因少陰水氣在裏而咳者宜真武湯主之大抵傷寒以嗽爲輕不与雜症同須斟酌治之

吐血

皆因邪熱中三焦當汗醫家失當是熱毒入深成吐血桃仁承氣地黄湯

吐血者諸陽受熱其邪在表當汗不汗致使熱毒入臟積瘀于内迫血妄行而吐也宜以桃仁承氣湯主之已有服桂枝湯而吐血者宜犀角地黄湯主之大抵吐血衄血有陽乘陰者有陰乘陽者陽乘陰者血熱妄行

是也。陰乘陽者，血不歸經是也。

衄血

太陽衄血痛將瘳，犀角黄芩芍藥投。漱水陽明犀角進，
當歸四逆少陰投。

衄血者，經絡熱甚，迫血妄行，出于鼻者為衄。其熱在表，俗名紅汗是也。凡傷寒衄血，有因太陽衄血，及服桂枝湯後而衄者，此皆陽氣盛長，病欲解也，宜犀角地黄湯及黄芩芍藥湯、茜根湯、茅花湯加減主之。有因少陰誤汗而動衄者，此症難治，亦可用當歸四逆湯主之。大抵吐血衄血，脈滑小者生，脈實大者死，脈微者易治，若熱甚

脉反鼓急者死也衄而頭汗出或身上有汗不至足者皆
難治也凡衄血亡血家不可發汗發汗則陰陽俱虛針經曰奪
汗者無血奪血者無汗此之謂也

當歸四逆桂枝芍細辛甘草木通合直加大棗治陰厥脉
細陽虛由血弱

單伏雙伏

傷寒脉伏是何緣陽極如陰大汗金更有夾陰沉伏見須
投姜附炎陶元

傷寒一手脉浮曰單伏兩手脉沉曰双伏不可以陽疟見
陰為診乃火邪內攻不得發越陽極似陰故脉伏必

有大汗而解正如久旱將雨六合陰晦雨後庶物皆蘇之義又有夾陰傷寒先有伏陰在內外復感寒陰盛陽衰四肢厥冷六脉沉伏須投姜附及灸關元脉乃復出也若太溪衝陽皆無脉者必死

陰陽易

陰陽易即女勞復病引陰中熱上冲通用燒裩男女易

須知豭竄之收功

男病新瘥女與之交曰陽易女病新瘥男與之交曰陰易細考之即女勞復也有謂男病愈後因交而女病女病愈後因交而男病於理未然古今未嘗見此症也

其脉離經其狀體重少氣小腹裏急或引陰中拘攣熱上冲胸頭重不欲舉眼中生花膝脛拘急古方通用燒裩散取女人裩襠近隱處剪燒灰水調方寸匕日三服女病用男裩亦有用豭鼠湯者皆治女勞復之方也

欬逆

陽明欬逆挾寒生水飲停痰氣逆行半夏生薑皆可治橘皮柿蒂揔湛平之

欬逆者氣上逆而吃忒也仲景作欬逆即此症也切勿誤作咳咳者嗽也亦勿誤作噦噦者嘔也今從俗

作呃逆者是也凡傷寒呃逆有因胃熱而呃者橘皮竹茹湯主之有因胃寒而呃者丁香柿蒂湯主之有因水飲停痰而呃者半夏生姜湯主之大抵呃在中焦穀氣不運其聲短小得食即發呃在下焦真氣不足其聲長大不食亦然若欬逆不止者不可救藥矣

橘皮竹茹治嘔欬參甘半夏枇杷麦赤茯再加姜棗煎方由金匱此方闢

丁香柿蒂人參姜呃逆因寒中氣戕濟生香蒂僅二味或加橘竹用皆良

心動悸

心悸三陽证自詳水停苓桂甘小柴湯胃旋甘桂瞤真武小建中建炙甘方

悸者心中築築動怔忡不安也凡傷寒動悸有因太陽水停心下厥而悸者火畏水故悸也經曰先治其水後治其厥宜茯苓甘草湯主之有因太陽發汗過汗冒旋而悸者宜桂枝甘草湯主之有因發汗過多瞤動而悸者宜真武湯主之有因陽明壯熱往來而悸者宜小柴胡主之有因少陽發汗譫語而動悸者亦宜小柴胡湯主之有因傷寒三四日心悸而煩者此陽氣虛也宜小建中湯主之有因傷寒

脉结代而心動悸者宜炙甘草湯主之

小建中湯芍藥多桂姜甘草大棗和更加飴糖和中臟

虛勞腹痛效無過

炙甘草湯參姜桂麥冬生地火麻仁大棗阿膠加酒服

虛勞肺痿效如神

兩感傷寒

陰陽俱病終難起兩感傷寒慢料理一日太陽與少陽頭痛口乾煩飲水二日陽明合太陰腹滿身熱如焚毀不欲飲食鼻中乾譫言妄語終難睡三日少陽合厥陰耳聾囊縮不知人厥逆水漿不入口六日為期是死辰

兩感者双經同病也其症一日太陽与少陰俱病二日与陽明与太陰俱病三日少陽与厥陰俱病此陰陽表裏俱病欲汗之則有裏症欲下之則有表症經曰其兩感于寒者必死故仲景只有治法無仲景又曰兩感俱作治有先後如表症急者當先救表裏症急者當先救裏故易老為製大羌活湯意謂傳經者皆為陽邪一于升陽散熱滋養陰藏則感之淺者尚或可平也

大羌活湯即九味己獨知連白朮暨散熱培陰和表裡傷寒兩感差堪慰

百合

百合一宗皆病形無復經絡最難明臥又卻不得臥欲行還復不能行飲食有美有不美雖如強健步勝如有寒熱復如無口舌小便還赤澁藥纔入口即吐利如有神靈來作孽病復虛勞多變成百合地黃湯可啜

百合者百脈一宗也其症行住坐臥不安如有鬼狀是傷寒病後虛邪所技宜以百合知母湯百合鷄子湯代湯百合地黃湯主之

懊憹

憹讀惱古字通用

傷寒懊惱勝怔忡或實或虛皆胃中結胸下早陽邪陷

陽明誤下胃虛空客氣動膈心中燥梔子湯無大陷胸胃中

屎宜承氣腹滿頭鞕不可攻

懊憹者謂鬱悶不舒也凡傷寒懊憹有因短氣煩燥胸中懊憹心中因鞭則為結胸者宜大陷湯主之有因舌上白胎虛煩不得眠心下懊憹者此邪鬱於胸中也宜梔子豉湯吐之有因陽明無汗小便不利心中懊憹者必發黃宜茵蒿湯主之有因陽明下後懊憹而煩胃中有燥屎者此邪热结于胃中也宜承氣湯攻之

奔豚動氣

奔豚動氣有奇方左右高低細揣量去术理中無用桂

不堪汗下應須詳

奔豚者腎積也動氣者謂臟氣不調肌膚間築築跳動遂藏所主見于臍之左右上下獨不言當臍者脾為中州以行四臓之津液左右上下皆不可汗下何況中州其敢輕動乎古通用理中湯去术加桂苓為主以茯苓利水桂泄奔豚故宜加用白术滯氣故去之

臓結

臓結無陽舌白胎陰筋急痛引臍來雖然飲食全如故下利頻頻不可回

除中

厥而下利當不食反能食者號除中此爲胃氣無餘候
縱有良師莫奏功

瘈瘲

瘈爲引縮瘲爲伸熱極風生併互纏濕熱袪風猶可隄防
風通聖散能平

筋急而縮爲瘈筋緩而伸爲瘲伸縮不已爲瘈瘲俗
謂之搐搦是也此皆熱極生風風主動故瘈瘲宜以防
風通聖散治之以濕熱而袪風也

怫鬱

怫鬱陽逆聚体膚便硬爲實熾爲虛二陽併病容顏

赤承氣參枝各半舒

怫鬱者謂陽氣蒸越形見於頭面体膚之間聚赤而不散也凡傷寒怫鬱有因小便不利时有微熱大便下難怫鬱而不得卧者此為燥屎衰实也宜承氣湯下之有因吐下後極虛其人怫鬱復為与水發汗因而得噦者此胃中虛也宜桂枝人參湯主之有因太陽初得病發汗不徹并歸陽明續自微汗而赤者此陽氣怫鬱也宜各半湯主之

勞復食復

傷寒瘥後熱還生因食因勞輒動經脈实下之浮即

汗大柴胡與氣温平

勞復食復者謂傷寒新瘥血氣未平餘熱未盡因勞動而復作者名曰復勞以枳實枝子豉湯及小柴胡湯主之宜和中以退其熱也又有因過飡而復發者名曰食復以枝子大黄湯及大柴胡湯主之通宜陽以退其熱也

過經不解

壞病多緣汗下差過經不解答醫家柴胡湯内加硝治解表還並瀉裏佳

過經不解者謂傷寒十二日當愈不愈則再傳是

謂過經此即傷寒壞病，多因汗下失宜所致，宜柴胡加芒硝湯治之，以解表而攻裏也。

溫瘧

溫瘧多因壞病成，復寒先熱往來頻。
小柴加桂專能治，白虎人參實可平。

溫瘧者，冬受寒邪，復感春寒而發也。其脉尺寸俱盛，其症先熱後寒，或寒熱往來，此亦傷寒壞病也。宜小柴胡湯少加薄桂主之。如熱多，倍加柴胡；寒多，倍加桂枝。若熱甚而煩燥者，宜人參白虎湯主之。大抵傷寒溫瘧，不與雜症同，宜參証治之。

渴症

大渴欲时飲一斗。常令止与二三升。若還不与非其治强。欲無疑别病生。

脉浮而渴太陽病，有汗而渴陽明症，渴而自利屬少陰，三者不同須審定。自非大渴莫与飲，小渴惟宜滋潤尔，若是剩飲心下滿，受成水结难调理。

漱水不欲嚥

陽明口渴苦頭痛，水不下咽將衄血，瘀血停留定發狂，病家外症無寒熱。

裡陽明内有热者，欲飲水，令漱水不欲嚥，是熱在

徇樊先生說

刪去

~~猪胆汁人尿主之 厥陰蚘厥傷 寒煩燥吐蚘舌 乾口燥但欲涼水 舌及唇时不可~~

經而裏無熱也陽明經氣血俱多經中熱甚逼血妄行故知必作衄也宜犀角地黃湯及茅花湯主之無表症不寒熱胸腹滿口燥渴漱水不欲咽小便多者此為瘀血必發狂宜桃仁承氣湯甚者抵當丸取盡黑色為度也又少陰脈沉細手足冷或時煩燥作渴欲漱水不欲咽者宜四逆湯主之又下利厥逆無脈乾嘔煩渴欲漱水不欲咽宜白虎加猪胆汁人尿主之及唇时不可離不欲嚥者宜理中湯加烏梅主之大抵陰症發燥煩渴不能飲水或有勉強飲下良久復吐或飲水而嘔或噦逆皆內寒也蓋無根失守之火

逆於咽嗌之間假作燥渴則不能飲或有能飲水不吐復
欲飲者熱也
背惡寒
背上惡寒人廿會廿陰之病口中和三陽合病口乾燥以此區
分免攻訛
背惡寒者謂身体不惡寒徙在背上也經曰云背為陽腹
為陰背惡寒者陽不足也然有陰陽二证若邪熱陷內
消耗津液故口中乾燥全無滋味宜用人參白虎
湯主之又中暑之有背惡寒症但面垢自汗脈虛
而伏之宜服之若脾胃素虛之人遇暑月飲冰水

嗽生冷寒氣蓄聚陰上乘陽攻寒凝背起冷如掌大嘗以溫藥主之大順散之類是也

大順散内用乾姜桂杏還同甘草良中暑都宜專服此井花調服自安康

惡寒

惡寒發熱發于陽陰病憎寒身體涼解表桂枝並越婢溫中須索理中湯

惡寒一症即前云寒邪外束則惡寒也此復奉以言之分別三陽三陰之不同也若在三陽則必發熱若在三陰則專惡寒而不發熱在三陽則宜解表如羌活湯

解肌湯小柴胡湯各隨証用之如中三陰則宜理中湯或四逆湯皆可選用也如桂枝湯越脾湯未可輕用也

汗後惡寒

汗後惡寒宜芍藥脉沉發熱下尤良四肢疼痛仍兼利厥冷
須投四逆湯

傷寒汗後則寒邪自散不當惡寒然汗後猶惡寒者何也蓋陽微則惡寒須芍藥湯以收歛之倘脉沉屬裏發熱惡寒者恐內有積熱宜下之為良也若四肢疼痛瀉利厥冷此陰症也宜四逆湯溫之

陽經發熱

太陽發熱惡風寒汗出陽明胃燥乾有燥屎而乾枯嘔逆項疼身發熱醫家當作少陽看太陽當汗陽明當下少陽當和解

陰經發熱

太陰厥陰皆不熱惟有少陰間發熱陽經發熱脉浮大四肢温煖便閉塞陰經發熱脉必沉下利四肢恒厥逆

下後有熱

曾經下後身發熱漸覺胸中成痛結香豉梔子却相宜去病每如湯沃雪

頭痛

三陽頭往往痛頭痛隨证須知識病因太陽惡寒宜解表

羌湯中倍用芎蒸〃發熱陽明熱調胃承氣方最真少
陽受病脉弦細痛連項角耳中疼或加口苦並寒熱小柴
胡症自分明三陰本没頭疼痛頭若疼時屬厥陰更有
停瘀時作祟四肢厥逆痛難禁

咽痛

咽痛陰陽迥不同咽喉瞳（腫）痛熱邪攻脉浮散大或吐血隨方
用藥自然通陰毒咽痛喉不利寒邪伏在少陰中脉來微
弱當溫散半夏桂湯是先鋒須用四逆加桔梗治不可參
自見功

脇痛

少陽膽經循脇過邪入此經痛無那心下壁滿引脇痛十棗醫治定須可陽明壁滿大便結項强不食並潮熱因而轉入少陽經惟小柴胡湯最功

腹滿痛

腹中滿痛別陰陽裡實須知下最良脉實有力陽明宜大柴小承摠一方三陽腹痛滿而急痛脉沉微細裏寒藏附子理中并四逆對证服藥自然康三陰下利純清穀水瀉洞完谷也裡虛已極四神湯腸鳴泄瀉而腹痛虛痛還宜小建良

燥咽乾

脾爲胃行津液熱則枯

脾中有熱胃乾枯口燥咽乾津液無宜用白虎加參治少

陽口苦小柴胡咽乾慎不可發汗發汗無津氣愈虛少陰火盛水欲涸口苦却宜承氣需

循衣摸床

傷寒吐下仍不解大便不利寒熱在循衣摸床惕不安獨語猶如見鬼怪徵喘直視不識人譫語狂言不可緩大承服後脈弦生忽若濇分死難待

煩躁

傷寒煩躁症如何陽明經與少陰科陽明脈長大便秘傷寒之候太陽多陰盛陽虛之煩躁少陰之症勿令訛汗之而煩醫者誤病解而煩氣不和更有虛煩宜竹葉依

方調治莫蹉跎

晝夜偏劇

衛氣循環不暫停晝則行陽夜在陰衛獨留陽陽蹻盛
陽盛陰虛夜不寧衛若留陰陰蹻滿陰滿陽虛晝卻寧
暮譫晝了陰虛症晝燥陽虛夜清氣須要調胃各歸分 二

加

氣皆可漸平

多眠

多眠思症病形殊風溫狐惑及柴胡更有少陰當慎別
須知四者病何如風溫身熱當自汗小柴胡脇滿項強拘少陰
自利但欲寐狐惑多眠非一途

不得眠

傷寒何事不得眠汗過胃中乾燥煩或因吐下虛煩致或因大熱語言顛小便不利正發渴心煩少氣若憂並若其水停心下滿但與豬苓一方保痊傷寒瘥後熱還在陰來復時陽使然

小便不利

胃中乾則無小便慎勿利之強使然下焦有熱不通泄量病時須洩与宣唉而有水青龍候頭強無汗桂枝痊大抵中過發黃者先利小便當使快陽明汗多津液無却以小便利為戒陽若湊之陰分虛小便難出熱邪拘傷風不止桂加附陽

明風中小柴胡

小便自利

太陽下焦有熱秘小腹必滿便不利小便不利反自利此是抵當血症諦陽明自汗小便結忽若利时津液竭屎雖堅硬不可攻宜導用之斯要訣又問小便何故數腎與膀胱虛熱作虛不故令小便頻熱則遺溺相擊搏有汗不可服桂枝趺陽浮濇是脾約胃中不和譫語时調胃承氣宜斟酌

大便不利

大便堅硬或不通柴胡承氣可收功也有不可攻擊者歌載篇章裏症中寒則溏泄熱則垢可揣陰陽虛实候

藏火不及大寒行民病騖溏腸胃訛 吪

陰症

陰症身涼二便清痛初自汗不頭疼也無煩燥也無渴脈
息沉微自可明

陽症

陽症身熱頭疼痛体痛咽乾難卧動或有譫语及尋衣
脈急洪長宜審用

表症

傷寒表症是如何無汗惡寒身熱多頭項俱疼脈浮取
施方審症汗之和

裏症

傷寒裏症心腹痛不惡寒而惡熱蓬其脈沉數無自汗二便秘步下之生

陰厥

陰厥身涼熱不由二便清滑不煩時脈來沉細浮知端的二建湯兼四逆宜

陽厥

陽厥時痛指甲溫心煩便閉口乾譫脈來沉細中還疾承氣柴胡最可吞

陰症似陽

陰症如陽面色紅小便清滑大便通遲身微熱沉遲脈真武湯並用理中

陽症似陰

陽症身涼冷四肢小便赤少大便稀心煩口燥脈沉數白虎湯並竹葉膏

婦人傷寒

婦人此病當區別身重身輕不同例產前身重且安胎產後血虛先補血惟有柴胡四物湯庶可調和便安悅

婦人熱入血室

婦人中風六七日身熱續續發寒慄經水適來或適斷熱隨

陰血居其室，晝則明了暮譫語，狀如見鬼似瘧疾，無犯胃氣及二焦。小柴胡湯尤爲的，更刺期門似瀉肝，邪去自然保安吉。切須急療莫遲遲，變症來時恐莫及。

傷寒有時氣瘟疫不同

春氣溫和夏暑熱，秋氣清涼冬凜冽，四時正氣自調勻，不犯寒邪無病孽。冬時嚴寒欲周密，君子深藏宜入室，中而即病曰傷寒，觸冒寒邪成此疾。毒氣入深不即病，至春與夏邪方出，春爲溫病夏爲暑，變態無端病非一。若乃時行自不同，蓋是非時之氣失，春時應煖反大寒，夏時應熱偏寒慓，秋氣清涼大熱來，冬月嚴寒如春日，少長一般病

相似此是时行帰瘟疫防風通聖扶正氣九味羌活和湯

檢一

傷寒有四症相類

食積寒痰並脚氣更兼虛勞煩要識四般相類症

不与傷寒一例看

寒痰者中脘停痰自中胸滿但頭不痛項不强与傷寒異耳宜二陳湯主之食積者謂胃中停食發熱頭痛（但身不痛）氣口緊盛与傷寒異耳宜平胃散主之脚氣者足受寒濕頭痛身熱肢節痛便秘嘔逆但脚痛或腫滿或枯細与傷寒異耳宜加減小續命湯主

之勞煩者氣血俱虚燥煩發熱但身不痛頭不痛

不惡寒脉不浮緊与傷寒異耳宜補中益氣湯主之

李東垣内傷外感辨曰傷于飲食勞役七情六慾為

内傷々於風寒暑濕為外感内傷發熱時熱時止外感

發熱々甚不休内傷惡寒得煖便觧外感惡寒雖厚

衣烈火不除内傷惡風不畏甚風反畏隙風外感惡

風見風便惡内傷頭痛下痛作止外感頭痛連痛

不休直待表邪傳裏方罷内傷有渴或不作渴或

心火乘肺亦作燥渴外感須一二日外表熱傳裏口

方作渴内傷則熱傷氣四肢沉困無力倦怠嗜卧

外感則風傷筋寒傷骨一身筋骨疼痛內傷則短氣不足以息外感則喘壅氣盛有餘內傷則手心熱外感則手背熱天氣通於肺鼻者肺之外候外感傷寒則鼻塞傷風則流涕然能飲食口知味腹中和二便如常地氣通于脾口者脾之外候內傷則懶言惡食口不知味小便黃赤大便或秘或泄左人迎脈主裡內傷則氣口大于人迎內傷证屬不足宜溫宜補宜和外感证屬有餘宜汗宜吐宜下若內傷之症誤作外感妄發其表重虛元氣禍如反掌故立補中益氣湯主之又有內傷傷外感兼病者若內

傷重者宜補養為先外感重者宜發散為急惟上
焦痰嘔中焦濕熱傷食隔滿者皆不服補中益氣
湯明醫雜著云世間發熱症類傷寒者數種治各
不同張仲景論傷寒傷風此外感也風寒之邪感
於外自表入裏故宜發表以解散之此麻黃桂枝之義
也以其感于冬時之令寒冷之月即時發病故謂之傷
寒而藥用辛熱以勝寒若時非寒冷則藥當有宜
矣如春溫之月則當宜以辛涼之藥夏景之月則當
宜以甘寒苦之藥又有一種冬溫之病謂之非其時而
有其氣蓋冬寒時也而反病溫焉此天時不正陽氣

反泄用藥不可温熱又有一種时行寒疫却在温煖之
時當温煖而寒反為病此亦天时不正陰氣反逆用藥
不可寒凉又有一種温疫熱病多發于春夏之間沿门
合境相同者此天地之厲氣當隨时令参氣運而施
治宜用刘河间辛凉甘苦寒之藥以清熱解毒已上諸症
皆非感天地之邪者若夫飲食劳倦為内傷元氣此
則真陽下陷内生虚熱故東垣發補中益氣之論用参
芪等甘温之味大補其氣而提其下陷此用氣藥以補
其不足也又若劳心好色内傷真陰〻血既傷故陽氣
偏勝而变為火矣是謂陰虚火旺劳瘵之症故丹溪

眞陽有餘陰不足之論用四物加黄柏知母補其陰而火自降此用血藥以補血之不足也補氣補血皆內傷症也一則因陽氣之下陷以升提之補其氣一則因陰火之上升滋其陰以降下之一升一降迥然不同矣又有夏月傷暑之病雖屬外感却類傷寒与傷寒大異蓋傷寒則寒邪客表有餘之症故宜汗之暑傷氣元氣爲熱所傷而耗散不足之症故宜補之東垣所謂清暑益氣是也又有因时暑熱而過食冷物以傷其內或過取涼風以傷其外此非暑傷人乃因暑而自致之病治宜辛熱解表或辛溫理中之藥却与傷寒治法相類者也凡此數

症外形相似實有不同治法多端不可或謬故必審其果為傷寒及寒疫也則用仲景法果為溫病及瘟疫也則用河間法果為氣虛也則用東垣法果為陰虛也則用丹溪法如是則庶無差誤以害人矣今人但見發熱之證一皆認作傷寒外感率用汗藥以發其表汗後不解又用表藥以涼其肌設是虛症豈不死哉有間頗知發熱屬虛而用補藥則又不知氣血之分或氣病而補血或血病而補氣誤人多矣故外感之與內傷寒病之與熱病氣虛之與血虛如冰炭相反治之若差則輕病必重重病不救矣醫貫曰讀傷寒而不讀東

垣書則內傷不明而殺人多矣讀東垣書而不讀丹溪書則陰虛不明而殺人多矣東垣脾胃論深明飢飽勞役發熱等症俱是內傷悉類傷寒切戒汗下以為內傷多而外感少只須溫補不必發散如外感多而內傷少溫補中加發散以補中益氣湯為主如內傷兼寒者加麻黃兼風者加桂枝兼暑者加黃連兼濕者加羌活此特陽虛發熱之一門也然陰虛發熱者十有六七亦類傷寒今人一見發熱則曰傷寒須用發散而致死則曰傷寒之法已窮余嘗於陰虛發熱者見其大熱面赤口渴煩燥與六味地黃丸一料即愈如下

部惡寒足冷，上部渴甚燥極，或飲而反吐，即如肉
桂、五味，甚則加附子冷飲，以此活人多矣。此丹溪發
明陰虛發熱之外，尚遺未盡之旨也。

陽虛發熱

傷寒法祖

傷寒法祖

《傷寒法祖》二卷，清謄清稿本，一册。清任越庵編著，陶觀永抄録。封面題寫書名。原書無目録。書前有序一篇，落款爲『道光貳拾二年歲在壬寅仲春上澣識于鋤經山房　後學清四陶觀永謹識』，可見是本抄成于一八四二年農曆二月上旬。任越庵，一作越安，浙江紹興府山陰縣人，乾隆年間名醫，除《傷寒法祖》外，還撰集《發藻堂纂輯靈素類言》一書，有抄本存世。其子任雨辰、孫任渢波皆有醫名，人稱『三世良醫』。據序言所稱，該書是任越庵抄校柯韵伯《傷寒論翼》而成，後傳任渢波。陶觀永于其師任渢波處得而抄之。序言首葉有印章四枚，分别爲陽文『貞白遺風』『紹興裘氏』，陰文『讀有用書樓藏書之章』，陽文『中華書局圖書館藏書』；序後落款處有印章兩枚，爲陽文『清四』、陰文『觀永』；卷首同樣有『紹興裘氏』『讀有用書樓藏書之章』與『中華書局圖書館藏書』之印。正文前粘有紙條，上題『紹興任越庵遺著，後學裘吉生校』及『下卷亦同』字樣。説明該書後被裘吉生收藏，并加以校對整理，收入《珍本醫書集成》中，于一九三六年刊行。是本高二十四點八厘米、寬十五點五厘米，無版框行格。有朱墨二色句讀與朱筆勾畫圈點。書中見部分墨筆與朱筆校改，多爲抄録者所留；另有鉛筆塗改，如塗去第一篇至第四篇之『篇』字，圈删『傷寒法祖卷下』，并在葉面上部加注頁碼，當是此書作爲出版底本時經裘氏整理所留。

該書上卷七篇，分别爲《全論大法》《六經正義》《合并啓微》《風寒辨惑》《温暑指歸》《痓（痙）濕异同》《平脉準繩》，從廣義傷寒角度對外感病進行整體探討；下卷七篇，分别爲《太陽病解》《陽明病解》《少陽病解》《太陰病解》《少陰病解》《厥陰病解》與《製方大法》，分述六經理法證治及方劑用法。其篇目和内容皆與柯韵伯《傷寒論翼》相同，陶觀永序言稱，任本『惟于錯訛之處細加校正，去繁從簡，悉已正定無瑕』。又謂『柯氏爲仲景功臣，任氏于柯氏之功亦豈少哉』，未免對師門先祖有溢美之意，但亦可反映出任越庵對柯韵伯傷寒學説的推崇，如認爲六經可爲百病立法，六經『是經界之經，而非經絡之經』等，體現了明清之際以柯氏爲代表的傷寒辨證論治學派的重要影響力。《傷寒法祖》可作爲《傷寒論翼》的异名同書，互爲校讀，以顯示學術之傳承與醫書之流變現象。

（張葦航）

目録

傷寒法祖

序

嘗思著書立説必胷羅萬卷筆無點塵方能成一家言後之人讀古人書亦必與古人心心相印乃能言之不謬慈溪柯韻伯先生註張仲景傷寒論六卷復自著傷寒論翼二卷闡未發之藏探獨得之秘其明辨詳晰使仲景千古不明之案一旦豁然而後世觀柯氏之註論知仲景之精微其功德爲何如也但流傳已廣翻刻既多其文義字句類多魚豕觀者未得洞明咸置高閣吾師任澗波先生出其先祖越菴公

手鈔傷寒法祖一編視之即 柯氏之論翼惟於錯訛之處細加校正去繁從簡卷已正定無瑕予因抄而讀之見其分經立論並遵 柯氏凡業此者當細心領會得其精義庶涇渭隱分自有定見可無搖頭簸裏之弊矣嗚呼 柯氏為仲景功臣任氏于柯氏之功亦豈少哉爰書以誌之

道光貳拾二年歲在壬寅仲春上澣識于鋤經山房

後學清四陶觀永謹識

傷寒法祖卷上

紹興任越菴遺著　下是六日　後學裘吉生校

全論大法第一篇

按仲景自序。言作傷寒雜病論。合十六卷。則傷寒雜病未嘗分為兩書也。凡條中不貫傷寒者。即與雜病同義。如太陽之頭項強痛。陽明之胃實。少陽之口苦咽乾目眩。太陰之腹滿吐利。少陰之欲寐。厥陰之氣上撞心等症。是六經之為病。不是六經之傷寒。乃是六經分司諸病之提綱。非專為傷寒一症立法。為觀五經提綱。皆指内症。惟太陽提綱。為寒邪傷表立。五

全論大法

經提綱皆指熱症。惟太陰提綱。爲寒邪傷裡立。然太陽中暑發熱而亦惡寒。太陰傷熱而亦腹痛而吐利。但不離太陽主外。而太陰主內之定法。而六經分症。皆兼傷寒雜病也明矣。太陽主表。其提綱爲外感立法。故叔和將仲景之合論。全屬傷寒。不知仲景已自明其書。不得爲傷寒設。所以太陽篇中。雜將諸病線索逐件提清。比他經更詳也。其曰太陽病。或已發熱。或未發熱。必惡寒體痛嘔逆。脈陰陽俱緊者。名曰傷寒。是傷寒另有提綱矣。不特爲太陽傷寒之提綱。即六經傷寒總綱。亦不外是。觀仲景獨於太陽篇別其名曰傷寒。曰中風。曰中暑。曰濕痺。曰溫病。而他經不復分者。則一偶之舉。可以尋其一貫之理也。其他結胸。臟結。陽結。陰結。瘀熱。發黃。熱入血室。讝語。如狂。等症。或曰傷寒。或非傷寒。紛紛雜沓之中。正可思傷寒雜病合論之旨矣。蓋傷寒之外。皆雜病之名多端。不可以數計。故立六經而分司之。傷寒之中。最多雜病。內外夾雜。虛實互呈。故將傷寒雜病。而合參之。正以合中見涇渭之清濁。此扼要法也。叔和不知此旨。謂痙濕暍三種。宜應別論。則中風溫病。何得與之合論耶。以三症為傷寒所致。與傷寒相似。故此見之。則中風

全論大法

非傷寒所致。溫病與傷寒不相似者。何不爲之另立耶。霍亂是肝經爲患。陰陽易。瘥後勞復。皆傷筋動骨所致。咸當屬于厥陰。何得另立篇目。叔和分太陽三症於前。分厥陰諸症於後。開後人分門類之症端。豈知仲景約法。能合百病。兼該于六經。而不能逃六經之外。只在六經上求根本。不在諸病名目上尋枝葉也。叔和以私意紊亂仲景之原集。於勞復後重集可發汗不可發汗諸篇。如弱反在關。濡反在巔。微反在上。濇反在下。不知如何名反。豈濡弱微濇等脉有定位乎。此類姑不悉辨。其云大法。春夏宜發汗。冬宜吐。秋宜下。

設未值其時。當汗不汗。當吐不吐。當下不下。必待其時耶。而且利水清火溫補和解等法。概不言及。所以今人稱仲景。只有汗吐下三法。寔是于此。夫四時者。衆人所同。受病者。因人而異。汗吐下者。因病而施也。立法所以治病。非以治時。自有此大法之謬。後人因有隨時用藥之迂。論麻黃桂枝湯者。謂宜于冬月嚴寒。而三時禁用。論白虎湯者。謂宜於夏。而大禁秋分後。與立夏之前。夫必先歲氣。毋伐天和。寒熱溫涼之逆。用爲衆人飲食之常耳。仲景因症立方。豈隨時定剤哉。當知仲景治法。悉本內經。按岐伯曰。調治之方。

全論大法

必别陰陽。陽病治陰。陰病治陽。定其中外。各守其鄉。外者外治。内者内治。從外之内者。治其外。從内之外者。調其内。從内之外而盛於外者。先調其内。後治其外。從外之内而盛於内者。先治其外。後調其内。中外不相及。則治主病。又爲微者調之。其次平之。盛者奪之。寒熱温涼。衰之以屬。隨其攸利。此大法也。仲景祖述靡遺。憲章昭著。本論所稱發熱惡寒發於陽。無熱惡寒發于陰者。是陰陽之别也。陽病製白虎承氣以存陰。陰病製附子茱萸以扶陽。外者用麻黄桂枝以治表。内者用芒硝大黄以治裏。其于表虚裏寔。表熱

全論大法

裏寒發表和表救裏攻裏病有淺深治有次第方有輕重是定其中外各守其鄉也太陽陽明併病小發汗太陽陽明合病用麻黃湯是外之內者治其外也陽明病發熱汗出不惡寒反惡熱用梔子豉湯是從內之外者調其內也發汗不解蒸蒸發熱者從內之外而盛於外用調胃承氣先調其內也表未解而心下痞者從外之內而盛於內當先解表乃可攻痞是先治其外後調其內也中外不相及是病在半裏半表大小柴胡治主病也此即所謂微者調之其次平之用白虎梔豉小承氣之類盛者奪之則用大承氣

陷胸抵當之類矣。所云觀其脉症。知其何逆。以法治之。則寒熱温凉。衰之以屬。隨其攸利之謂也。若拘四時以拘法。限三法以治病。遇病之變遷。則束手待斃矣。且汗吐下三法。亦出於岐伯。而利水清火調補等法。悉具焉。其曰有邪者。漬形以為汗。在皮者。汗而發之。實者散而瀉之。此汗家之法。中滿者。瀉之於內。血熱者宜決之。是下之之法。高者因而越之。謂吐。下者引而竭之。謂利小便。慓悍者按而收之。是清火法。氣虛宜製引之。是謂補法也。夫邪在皮毛。猶未傷形。故仲景麻黄湯急汗以發表。邪入肌肉。是已傷其形。故用

5

桂枝湯○吃稀熱粥以解肌○是清形以為汗○若邪正交爭○內外皆寒○寒熱互呈○故製大青龍○於麻桂中加石羔、以瀉火○是散而瀉之也○吐衄有梔豉瓜蒂○分胸中虛實之相殊○下氣衄○有大小承氣調胃抵當○分氣血淺深之不同○利水有豬苓真武○寒熱之懸絕○清火有石羔、苓連輩輕重之差○分陽氣虛○加人參於附子吳茱萸中以引陽○陰氣虛○加人參於白虎瀉心中以引陰○諸法井然○實之岐伯○纖毫不爽○前聖後聖○其揆一也○愚更有疑焉○仲景言平脈辨症○為傷寒雜病論○是脈與症未嘗兩分也○夫因病而平脈○則平脈即在辨症中○

全論大法

病有陰陽。脉合陰陽。發熱、惡寒、發於陽。無熱、惡寒、發於陰。是病之陰陽也。首列全論之首。脉有大、浮、動、滑、數。名陽。沉、濇、弱、弦、微。名陰。是脉之陰陽也。此條當為之綱。叔和既云搜採仲景舊論。録其症候。診脉是知叔和另立脉法。從此搜採耳。試觀太陽篇云。脉浮者病在表。脉浮緊者。法當身疼痛。脉浮數者。法當汗出愈。諸條脉法。不入辨脉平脉篇。是和叔和搜採未盡。猶遺仲景舊格也。由此推之。知寸口脉浮為在表。及寸口脉浮而緊。脉浮而數。諸條。皆從此等處採出。脉有陰結陽結條。未始不在陽明中風中寒之間洒淅惡

6

寒而復發熱者。未始不在少陽寒熱往來之部。脉陰陽俱緊者。未必非少陰之文。陰陽相搏條。未必不在傷寒脉結代狀之際。設仲景另集脉法。或有上下之分。諒無平辨之別矣。名平名辨。皆叔和摟採諸說。仲景所云。各承家伎者是也。世徒知序例為叔和之文。而不知仲景之書。皆係叔和改換。獨為傷寒立論。十六卷中。不知遺棄幾何。而六經之文。夾雜者亦不少。豈猶然仲景舊集哉。此雖余見之謬。請看序列所引內經。莫不增句易字。彼尚敢改岐伯之經。況乎仲景之論耶。欲識真仲景者。逐條察其筆法。知考功記自不合於周

全論大法

宫。褚先生大不倖於太史乎。世皆以金匱要略為仲景雜病論。則有若之似聖人。惟曾子為不可強乎。

六經正義第二篇

按仲景自序云。雖未能盡愈諸病。其留心諸病可知。故於諸病之表裏陰陽。分為六經。令各得所司。清理脉症之異同。寒熱之虛寔。使治病者。只在六經中下手。行汗吐下和解溫補等法。而無失也。夫一身之病。俱受六經範圍者。猶周禮分六官而百職舉。司天分六氣而萬物成耳。傷寒不過六經中一症。叔和不知仲景之六經。是經界之經。而非經絡之經。妄引內經熱病論。作序例。以冠仲景之書。而混其六經之庢(攻)治。六經之理不明。而仲景平脈辨症。固雖盡合諸病之權衡矣。夫熱病之六經。專主經脈為病。但有表裏之寔(熱)。並無表裏之虛寒。雖曰(于)傷寒。而已變成熱病。故竟稱熱病。而不稱傷寒。要知內經熱病。即溫病之互名。故無惡寒症。但有可汗可泄之法。並無可溫可補之例也。觀溫病名篇。亦稱評熱(病)論。其義可知矣。夫叔和不知(于)病根上講求。但於病名(上)分解。故序例所引內經。既背仲景之旨。亦非岐伯之意也。夫仲景之六經。

六經正義

是分六區地面所該者廣雖以脉為經紀而不專在經絡上言說凡風寒溫熱內傷外感自表及裏有寒有熱有寔有虛無乎不包故以傷寒雜病合為一症而總名為傷寒雜病論所以六經提綱各立一局不為經絡所拘勿為風寒畫定也然仲景既云撰用素問當於素問之六經廣求之按皮部論云皮有分部脉有經紀其生病各異別有部分左右上下陰陽所在諸經始終此仲景創六經部位之源又曰陽主外陰主內故仲景以三陽主外三陰主內又曰在陽者主內在陰者主出以滲於內故仲景又以陽明主內少

陰亦有反發熱者。故仲景于表劑中用附子。是曰其滲也。又曰。少陰之陰。名曰樞儒。其入於經也。從陽部注於經。其出者。從陰部注骨（于）。故仲景製麻黃附子湯。治發熱脉沉無裏症者。是從陽部注經之義也。製附子湯。治身體骨節痛。手足寒。背惡寒。脉沉者。是從陰內注手骨之義也。又陰陽離合論。太陽為開。故仲景以之主表。而（以）脉浮惡寒頭項強痛。為提綱。立言與熱論頗合。而立意自別。陽明為闔。故以之主裏。而以胃實為（提）綱。雖目痛鼻乾等症。而所主不在是。少陽為樞。

少陰点為樞。故皆在半表半裏症。少陽為陽樞。

歸重在半表。故以口苦咽乾目眩為提綱。而不及於

六經正義

胸脇痛鞕。少陰為陰樞，其欲寐不寐，欲吐不吐，亦半表半裏症。雖有舌乾口燥等症，而不入提綱，歸重在在半裏也。豈惟陽明主裏，三陰皆主裏，而陰陽異位，故所主各不同。陽明主裏症之陽，陽道實，故以胃實屬陽明。太陰主裏症之陰，陰道虛，故以自利屬太陰。太陰為開，又為陰中至陰，故主裏寒而自利。厥陰為闔，又為陰中之陽，故主裏熱而氣逆。少陰為陰中之樞，故所主或寒或熱之不同，或表或裏之無定，與少陽相似也。請以地理論，六經猶列國也。腰以上為三陽地面，三陽主外而本乎表。心者，三陽夾界之地，內由心胸。外自巔頂。前至頭顱。後主背。下及手足。內合膀胱。是太陽地面。此經統領榮衛。主一身之表症。猶近邊禦敵之國也。內自心胸。至胃及腸。外自額顱。由面至腰。下及于足。是陽明地面。由心至咽。出口頰上耳目。斜至巔。外自脇。內屬膽。是少陽地面。此太陽差近。陽明、猶京畿矣。腰以下。為三陰地面。三陰主裏。而不及外。腹者。三陰夾界之地也。自腹由脾及二腸魄門。為太陰地面。自腹至兩腎及膀胱溺道。為少陰地面。自腹由肝。上膈至心。從脇肋下及小腹。宗筋。為厥陰地面。此經通行三焦。主一身之裏症。猶近京夾輔之

六經正義

國矣。太陰陽明。同居異治。猶周召分政之義。四經部位。有內外出入。上下牽引之不同。猶先王分土域民犬牙相制之理也。若經絡之經。是六經道路。非六經地面也。六經之有正邪。客邪。合病。併病。屬脾屬胃者。猶寇賊充斥。或在本境。或及鄰國。或入京師也。太陽地面最大。內臨少陰。外鄰陽明。故病有相關。如小便不利。本膀胱經病。少陰病亦小便而不利者。是邪及少陰之界也。六七日不大便。頭痛身熱者。是陽明熱邪侵入太陽之界也。頭強痛兼鼻鳴乾嘔者。是太陽風邪侵入陽明之界也。心胸是陽明地面。而為太陽之通衢。曰太陽主榮衛。心胃是榮衛之本。榮衛環周不休。猶邊邑之吏民士卒會於京畿往来不絶也。如喘而胸滿者。是太陽外邪入陽明地面、而騷擾。故稱爲太陽陽明合病。若頭不痛項不強。胃中痞鞕氣上衝咽喉不得息者。此不自太陽来。乃陽明熱邪壅結於胸中。猶亂民聚於本境而爲患也。心爲六經之主。故六經皆有心煩症。如不頭項強痛。則煩不屬太陽。不往来寒熱。則煩不屬少陽。不見三陽症。則煩不屬三陽矣。故心憒憒。心怵惕。心懊憹。一切虛煩。皆屬陽明。以心居陽明地面也。陽明猶京師。故心腹皆居其地。

六經正義

邪在心而為虛煩，在腹為寒熱。以心為陽而屬無形，腹為陰而屬有形也。夫人身之病動關心腹，陽邪聚於心，陰邪聚於腹。肝為陰中之陽，故能使陰邪之氣撞於心；陽明主在裏之陽，故能使陽邪入聚於腹耳。

更請以兵法喻。兵法之要，在明地形，知賊寇所從來，知某方是某府來路，某方是某府去路。來路是邊關，三陽是也；去路是內境，三陰是也。六經來路各不同，太陽是大路，少陰是僻路，陽明是直路，太陰近路也，少陰後路也，厥陰斜路也。客邪多從三陽來，正邪多因三陰起，由外寇自邊關至，亂民自內地生也。明六經

11

地形。始得握百病之樞机。詳六經來路。乃得操治病之規則。如以症論。傷寒。大寇也。病從外來。中風流寇也。病因旁及。雜病。亂民也。病由中起。既認為何等之賊。又知為何地所起。發于其境。便禦之本境。移禍鄰郡。即兩郡夾攻。如邪入太陽地面。即汗而散之。猶陳兵罷於要害。乘其未定而擊之也。邪之輕者在衛。重者在營。尤重者在胸膈。猶賊之淺者在關外。深者在關上。尤深者在關內也。是麻黃為關外之師。桂枝葛根為關上之師。大小青龍為關內之師矣。凡外寇不請。內地盜賊必起而應之。曰立兩解法。故有大小青

六經正義

龍。及桂枝麻黄加減諸方。如前軍無紀。致內亂蜂起。當重內輕外。同有五苓、十棗、陷胷、瀉心、抵當等湯也。邪入少陽地。向宜雜用表裏寒熱、攻補之品。為防禦解利之法。如偏僻小路。利於短兵。不利於平戟。利於守備。不利於戰爭也。邪之輕者入湊理。重者入募原。尤重者入脾胃。小柴胡湊理之剂也。大柴胡募原之剂也。小建中。半夏瀉心。黄芩。黄連。四方。少陽之脾剂也。柴胡加芒硝。加牡蠣。二方。少陽之胃剂也。如太陽少陽有合病併病。是一軍犯少陽矣。用胡柴桂枝湯。是兩路分擊之師也。甚至三陽合併病。是三面受敵矣。

法在獨處陽明。陽明之地面肅清。則太少兩路之陽邪不攻自解。但得內寇寧而外寇自息。此白虎所由奏捷耳。若陽邪不戰於內地。用大承氣以急下之。是攻賊以護主。若陰邪直入於中宮。用四逆湯以急救其裏。是強主以逐寇也。陽明為內地。陽明界上。即太陽少陽地面。邪入陽明之界。近太陽地面。雖不犯太陽。太陽之師不得坐視而不救。故陽明之榮衛病。即假麻黃等湯以汗之。近少陽地面。雖不入少陽。少陽之師不得高壘而無戰。故陽明之湊理病。即借柴胡以解之。是知陽明之守失。非太陽不固。即少陽無備也。所以

六經正義

每每兩陽相合而為病也若邪已在陽明地面必出
師奮擊以大逐其邪不使少留故用梔豉瓜蒂之吐
法以迅掃之若深入內地不可復驅則當清野千里
使無所摽掠是又白虎得力處也若邪在內廷又當
清宮中陰盜此承氣所由取勝如茵陳豬苓輩又為
失紀之師立法矣太陰亦內地少陰厥陰地面是太
陰之夾界也太陰居中州雖外通三陽而陰陽既已
殊途心腹更有膈膜之藩蔽故寒水之邪從太陽外
屬者輕由少陰內授者重風木之邪自少陽來侵者
微因厥陰上襲者甚如本經正邪轉屬陽明而為實猶

13

師老勢窮。可下之而愈。如陽明寒邪轉屬本經而成虛。則邪盛正衰。溫補挽回者甚難。蓋太陰陽明。地面雖分。並無阻隔。陽明猶受敵之通衢。甲兵所聚。四戰之地也。太陰猶倉廩重地。三軍所依。亦盜賊之巢穴也。故元氣有餘。則邪入陽明。元氣不足。則邪入太陰。在陽明地面。則陳師鞠旅。可背城借一戰。取勝須臾。在太陰地面。則焚劫積蓄。倉廩空虛。枵腹之士。無能禦敵耳。厥陰之地。相火游行之區也。其本氣則為少火。若風寒燥濕之邪。一入其境。悉化為熱。即是壯火。其少火為一身之生機。而壯火為一身之大患。且其地面通

六經正義

達三焦○邪犯上焦○則氣上撞心○心中疼熱○消渴口爛○
咽痛喉痺○逼入中焦○即手足厥冷○脉微欲絕○飢不欲
食○食即吐蚘○移禍下焦○則熱利下重○或便膿血○為害
非淺○猶踐危之師矣○仲景製烏梅丸方○寒熱並用○攻
補兼施○通理氣血○調和三焦○為平治厥陰之主方○猶
總督內地之大師也○其與之水以治消渴○茯苓甘草湯
以治水○炙甘草湯以復脉○當歸四逆以治厥○是間出
銳師○分頭以救上焦之心主○而安神明也○用白虎承
氣輩○清胃而平中焦之熱寔○白頭翁四逆散清脾而
止下焦之熱利○是分頭以救腹中之陰○而扶胃脘之

14

元氣耳腎為一府而分陰陽二經少陰一經而兼陰陽兩臟者皆為根本之地故也邪有陰陽兩途藏分陰陽二氣如陽邪犯少陰之陽反發熱心煩欬渴咽痛陽邪犯少陰之陰則腹痛自利或便膿血陰邪犯少陰之陽則身體骨節痛手足逆冷背惡寒而身倦臥陰邪犯少陰之陰則惡寒嘔吐下利清穀煩躁欲死仲景製麻黃附子細辛黃連阿膠甘草桔梗豬膚半夏苦酒等湯禦陽邪犯少陰之陽也其製桃花豬苓等湯禦陽邪入少陰之陰也附子吳茱萸四逆等湯禦陰邪犯少陰之陽也通脈四逆茯苓四逆乾姜附

六經正義

子等湯。禦陰邪入少陰之陰也。少陰為六經之根本。而外通少(太)陽。内接陽明。故初得之而反發熱。與八九日而一身手足盡熱者。是少陰陽邪侵及太陽地面也。自利純青水。心下痛。口燥舌乾者。少陰陽邪侵陽明地面也。出太陽。則用麻黄為鋭師。而督以附子。入陽明。則全任太承氣。而不設監制。是猶兵家用嚮導與本部不同法也。其陽(陰)邪侵入太陰。則理中四逆加人尿豬胆等法。亦猶是以(矣)。嗟乎。不思仲景之所集。安能是病知原也。

15

合併啟微第三篇

病有定體。故立六經而分司之。病有變遷。更求合病併病而互參之。此仲景立法之盡善也。夫陰陽互根氣雖分而神自合。三陽之底。便是三陰。三陰之表即是三陽矣。如太陽病。而脉反沉。便合少陰。少陰病而反發熱。便合太陽。陽明脉遲。即合太陰。太陰脉緩即合陽明。少陽脉細小。是合厥陰。厥陰微浮。是合少陽。雖無合併之名。而有合併之實。或陽得陰而解。陰得陽而解。或陽入陰而危。陰亡陽而逆。種種脉症。不可枚舉。學者當於陰陽兩症中。察病勢合不合。更于三陽三

合併啟微

陰中○審其症之併不併○於此陰病治陽○陽病治陰○扶陽抑陰○瀉陽補陰等法用之恰當矣○三陽皆有發熱、症○三陰皆有下利症○如發熱、而下利○是陰陽合病也○陰陽合病○陽盛者屬陽、經○則下利為實熱、如太陽陽明合病○少陽陽明合病○太陽少陽合病○必自下利○用葛根黄芩等湯者是也○陽盛者屬陰經○則下利屬虛寒○如少陰病吐利○反發熱、者、不死○少陰病○下利清穀○裏寒外熱○不惡寒○面色赤○用通脉四逆者是也○若陽與陽合○不合與陰○即是三陽合病○則各下利○而自汗出○為白虎症也○陰與陰合○不合於陽○即是三陰合病○

則不發熱。而吐利、厥逆。為四逆症也。併病與合病稍異者。合則一時並見。併則以次相乘。如太陽之頭項強痛未罷。遞見脉弦眩冒。心下痞鞕等症。是與少陽併症（病）。更見讝語。即是三陽併病矣。太陽與陽明併病。太陽症未罷者。從太陽而小發汗。太陽症已罷者。從陽明而下之。其機在惡寒惡熱、而分也。然陽明之病在胃家實。太陽陽明合病。喘而胸滿者不可下。恐胃家未實耳。如陽明與太少合病。必自下利。何以得稱陽明。要知夾熱、下利。即胃實之始。內經所云暴注下迫。皆（屬）熱乎熱。其脉必浮大弦、大。故得屬之陽明。而不

合併啟微

經於太陰也。若下利清穀。裏寒外熱。脈浮而遲者。則
不(浮)浮屬之於表。而遲則爲在臟。若是脈微欲絕。即身
不惡寒。而面色赤者。又當屬之少陽(陰)。蓋太陽之(陽)明下
利之辨。在清穀不清穀。而太陰少陰之清穀。又在脈
之遲與(微)爲辨也。夫陽明主爲(胃)(燥)而有夾熱利。太陰主下
利清穀。又曰脈微細。而屬少陰。少陰脈微。下利。反是
陽明之不惡寒。而面色赤。若不合(手)併病參之。安知病
情變(之)遷如此。而爲之施治哉。然此爲六經言耳。若六
經之合併。與內傷外感之合併。神而明之。不可勝極。
以陰陽互根之體。是陰陽離合之用。是知六(經)之準繩。更

屬定不易之法矣。何漫云三陰無合病併病也哉。

風寒辨惑第四篇

風寒二氣。有陰陽之分。又相因為患。蓋風中無寒。即是和風。一夾寒邪。中人而病。故得與傷寒相類。亦得以傷寒名之。所以四時皆有風寒。而冬月為重也。傷寒中風。各有重輕。不在命名。而在見症。太陽篇言中風脉症者二。一曰太陽中風。陽浮而陰弱。陽浮者熱自發。陰弱者汗自出。嗇嗇惡寒。淅淅惡風。翕翕發熱。鼻鳴乾嘔者。桂枝湯主之。一曰太陽中風。脉浮緊。發

熱、惡寒。身疼痛。不汗出而燥（煩）者。大青龍湯主之。以二
症相較。陽浮見寒之輕。浮緊見寒之重。汗出見寒之輕。
不汗出見寒之重。嗇嗇淅淅。見風寒之輕。發熱、惡寒。
（翕翕見發熱之輕。）
見惡寒熱之俱重。鼻鳴見風之輕。身疼見風之重。自汗
乾嘔。見煩之輕。不汗煩燥。見煩之重也。言傷寒脉症
者二。一曰太陽病。或未發熱。或已發熱。必惡寒體痛
嘔逆。脉陰陽俱緊者。名曰傷寒。脉浮自汗出。小便數
心煩。微惡寒脚攣急。以二症相較。微惡寒、見必惡寒
之重。體痛、覺脚攣急之輕。自汗出、小便數、心煩、見傷
寒之輕。或未發熱、見發熱之難。必先嘔逆、見傷寒之

重。脉浮，見寒之輕。陰陽俱緊，見寒之重。中風傷寒，各有輕重如此。令人必以傷風為輕，中風為重，但知分風寒之中傷，而不辨風寒之輕重。於是有傷寒見風、中風見寒之遁辭也。夫風為陽邪，寒為陰邪，雖皆因於時氣之寒，而各不失其陰陽之性。故傷寒輕者，全似中風。獨腳攣急不是，蓋腰以上為陽，而風傷於上也。中風重，全似傷寒，而燥（煩）不是，蓋寒邪嘔而不煩，逆而燥也。然陰陽互根，煩為陽邪，煩極至躁；躁為陰邪，躁極致煩。故中風輕者煩輕，中風重者煩躁；傷寒重者躁煩。傷風重者微煩，微煩則惡寒亦微。是微陽足以勝

風寒辨惑

微寒故脉浮不緊矣。如本論所云。凡欲自解者。必當先煩。乃有汗而解。以脉浮不緊。故知汗出解也。若不待自解。而妄攻其表。所以亡陽。曰陽微故耳。凡傷寒是煩。則寒氣欲解。躁煩是陽為寒鬱。而邪轉盛。故傷寒一日。若燥(躁)煩者為欲傳。六七日躁煩者。為陽去入陰也。曰病人所稟之陽氣有不同。而受邪之部位陰陽更不類。故陽有多少。熱有微甚。如太陽為先天之巨陽(陽)。其熱發於榮衛。故一身手足壯熱。陽明乃太少兩相合之陽。其熱發於肌肉。故蒸蒸發熱。少陽為半表之陽。其熱發於腠理。時開時合。故往來寒熱。此三陽發熱之差别也。太陰為至陰。無熱可發。因為胃行津液。以灌四旁。故得主四肢而發熱於手足。所以太陰傷寒手足自溫。太陰中風四肢煩疼耳。少陰為封蟄之本。若少陰不藏。則少陰無蔽。故有始受風寒而脉沉發熱者。或始無表熱。八九日來。熱入膀胱。致一身手足盡發熱者。厥陰當兩陰交盡。一陽之初生。其傷寒者。有從陰而先厥後熱者。有從陽而先熱後厥者。或陽進而後熱多厥少。或陽退而熱少厥多。或陰陽和而厥與熱相應者。是三陰發熱之差别也。太陽為父。多陽盛之病。如初服桂枝而反煩。解半日許而後

坎陽

風寒辨惑

煩。下之而脈仍浮。氣上撞。與不汗出而煩躁。服藥微
除而煩瞑發衄者。皆陽氣重故也。少陰為雌。多亡陽
之病。如下利清穀。手足厥逆。脈微欲絶。惡寒踡卧。吐
利汗出。裏寒外熱。不煩而躁。皆亡陽故也。又內經病
形篇云。邪中於項。則下太陽。中於面。則下陽明。中於
頰。則下少陽。其中膺背兩脇。亦中其經。故本篇太陽
受邪。有中項中背之別。中項則頭項強痛。中背則背
強几几也。陽明有中面中膺之別。中面則目痛鼻乾。
中膺則胃中脇下痞鞕也。此岐伯中陽溜經之義。又
云。邪中於陰。從臂胻始。自經及臟。臟藏之氣寔而不能

20

容。則邪還於府。故本篇論三陰。皆有自利症。是寒邪還府也。三陽皆有可下症。是熱邪還府也。此岐伯中陰涵府之義。六經之部位有高下。故受邪之日有遠近。太陽為三陽居表位最高。最易傷寒。故一日受陽明為二陽而居前。故二日受。少陽為一陽而居側。故三日受。太陰為三陰居陰位最高。故四日受。少陰為二陰。居陰位之中。故五日受。厥陰為一陰。居三陰之盡。故六日受。此皆言見症之期。非六經以次相傳之日也。內經曰。氣有高下。病有遠近。適其至所。即此義也。按本論傳字之義。各各不同。必牽強為傳經之謬。傷寒

風寒辨惑

一日。太陽受之。脈若靜者為不傳。是指熱、傳本經。不
是傳陽明之經絡。陽明無（所）復傳。始雖急傳（寒）。二日自止。
是止得（寒）傳本經。不是傳少陽之經絡。傷寒二三日。陽
明少陽症不見者、為不傳。皆指（熱）傳本經。不是二日傳
陽明。三日傳少陽之謂。太陽病至七日以上自愈者。
以行其經故（冬）也。言七日當來復之辰。太陽一經之病
當盡。非日傳一經也。七日復傳太（陽）之謂。若復傳則不
當曰盡。若曰（日）傳一經。則不當日行其經矣。若欲再作
經。是太陽不罷。而併病陽明。使經不傳。是使陽明之
經。不傳太陽之熱。非傳（再）少陽之謂也。太陽與陽明少

21

陽地面相近。故太陽之盛而不罷。使轉屬陽明。(陽)之裏

而不罷。使轉繫少陽。若陽陷則轉繫太陰。陽虛則轉

入少陰。陽逆則轉入厥陰矣。陽明萬物所歸。故六經

皆得轉屬。而陽明無所復傳。是知陽明無轉屬少陽

之病。陽明太陰。俱屬於胃。胃寒則太陰轉屬陽明胃

虛則陽明轉屬太陰矣。少陰與陽(式)陰地近(面)相近。受太

陰之寒。則吐利清穀。受厥陰之熱。則咽痛便血也。厥

陰為陰之盡。亦如陽明之無復傳。然陰出之陽。則熱、

多厥少。陰極之陽。則熱少厥多。此即少陽往來寒之(熱)

變局。按本論云。太陽病發熱汗出惡風脈緩者。為中

風寒辨惑

風。又云。太陽中風。脉浮緊。不汗出而煩躁。又云。陽明中風。脉弦浮大不得汗。合觀之。不得以無汗謂非中風矣。本論云。太陽病。或未發熱。或已發熱。必惡寒。體痛嘔逆。脉陰陽俱緊者。名曰傷寒。而未嘗言無汗。又云。太陽病。頭痛發熱。身疼腰痛。骨節疼痛。惡風無汗而喘者。麻黄湯主之。此不冠傷寒。又不言惡寒。又云傷寒脉浮。自汗出。微惡寒。合觀之。又不得以有汗非傷寒矣。今人但據桂枝條之中風自汗。而不究傷寒亦有自汗出者。強以麻黄症為無汗之傷寒。而不究中風最多無汗者。謂傷寒脉浮緊。中風脉浮緩。而不知傷寒亦有浮緩。中風亦有浮緊者。知三陽脉浮。三陰脉沉。而不知三陰皆有浮脉。三陽亦有沉脉者。總是據一條之說。不理會全書耳。皆知麻黄湯大青龍湯。治中風之重劑。桂枝湯葛根湯治中風之輕劑。傷寒可通用之。非主治傷寒之劑也。世皆推桂枝湯為中風主劑。而不敢以大青龍為中風之劑者。是惑於中風見寒。傷寒見風之謬。不敢以麻黄湯為中風之劑者。是泥於有汗為中風。無汗為傷寒之謬也。風為陽邪。因四時之氣而變遷。且一日亦具四時之氣。而運更有鬱復淫勝之不同。故有麻黄桂枝葛根青龍

風寒辨惑

等法。當知四時俱有中風傷寒。不得抱（拘）春傷於風冬傷於寒之一說也。太陽經多中風湯（症）。麻黄附子細辛真武附子茱萸白通四逆通脈等湯是也。中風諸方可移治傷寒。傷寒諸方不可治中風者。寒可溫而風不可以熱治也。風為陽邪。故中風者。在少陰每多陽症。寒為陰邪。故傷寒者。雖在太陽每多陰症。太陽經多中風症。陽從陽也。少陰經多傷寒症。陰從陰也。夫風者善行而數變。故脈症皆不可拘。自變者觀之。其症或自汗鼻鳴。或無汗而喘。或不汗出而煩躁。或下利嘔逆。或渴欲飲水。或往來寒（熱）。或口舌咽乾。或短氣腹滿。鼻乾嗜臥。或目赤耳聾。胃滿而煩。或四肢煩疼。種種不同。其脉或浮緩。或浮緊。或弦而浮大。或陽微陰濇。或陽微陰浮。亦種種不同。自不變也。觀之。唯浮是中風之主脉。惡風是中風之定症。蓋風脉變態不常。而浮為真體。惡風症變幻多端。而惡風其真情也。仲景廣設諸方。以曲盡其変耳。夫寒之傷人也。有三。早晚霧露。四時風雨。深冬春霜雪。此天之寒氣也。幽居曠室。磚地土堦。大江洄澤。邃谷名山。地之寒氣也。好飲寒泉。喜食生冷。酷嗜瓜果。誤服冷藥。人之寒氣也。此義最淺。傷寒諸書莫之或及。（見寒辨惑）而以冬寒春溫時疫之症掩之。何不求致病之由。而歸時令之変耶。夫寒固為冬氣。三時豈無(必)寒。第寒有輕重。傷亦有輕重。不拘定於冬。冬溫固為春氣。而三時亦病溫。且溫隨時而發。皆多。因冬月傷寒所致者少。不可謂必然之道也。即冬時病溫。亦因其陰(以)虛而發。豈冬時之煖氣。即有毒以傷人乎。若時行疫氣。正天地溫熱之毒。如涼風一起。疫即自散。豈遇寒而反重耶。疫與寒為風馬牛不相及。何得以寒冠時行之疫。若為暴寒所折。而病即是三時之傷寒。勿得忘以疫名之矣。謂三四月陽氣尚弱。為寒所(折)病熱輕。五六月陽氣(已)盛。為寒折而病熱重。

七八月陽氣已衰。為寒折而病熱微。此故和(之)莫須有也。夫病寒病熱。當審其人陰陽之盛衰。不得拘天時之寒熱。天氣之寒熱、(以)傷人。必曰其人陰(陽)之多少。元氣之虛寔為輕重。不全凭時令之陰陽為轉移也。所以仲景立方。全以平脉辨症為急務。不拘於受病之曰。不拘於發病之時為施治。如夏月盛暑。而傷寒吐利。多有用姜附吳茰而始效。(多有用石膏硝黄而热乃解者。謂麻黄桂枝二湯也。)隆冬嚴寒而病溫。宜於冬月之正傷寒。三時不可輕用。其失豈不多乎。夫開口言傷寒。動手反用寒涼尅伐之劑。曷不用(於)傷寒二字顧名思義耶。寒傷於表。(風寒[illegible])法當溫散。寒傷於裡。法當溫補。仲景治傷寒。只有温散温補二法。其清火凉解吐下等法。正為温暑時疫而設。所以治熱。非以治寒。治熱溼於內。非治寒傷於表也。今傷寒家皆曰。仲景治温治暑。必另方治法。今遺失而無徵。傷寒只有汗吐下三法。將温補正法。置之不用。反曰治傷寒無補法。於是人傷於天地之寒者輕。復傷于醫師之法者重。死於寒食之內傷者少。死於寒藥之內傷者多耳。

温暑指歸第五

内經論傷寒。而反發熱者有三義。有當時即發者。曰人傷於寒。則為病熱也。有過時發熱者。曰冬傷於寒。春必病温也。有隨時易名者。曰凡病傷寒而成温者。先夏至日為病温。後夏至日為病暑也。夫病温病暑。當時即病者不必論。凡病傷寒而成者。其病雖由於冬時之傷寒。而根寔種於其人之鬱火。内經曰。藏於精者。春不病温。此明冬傷於寒。春必病温之源。先夏至日為温病。後夏至日為暑病。申明冬不藏精。春必病温之故。夫人傷於寒。則為病熱。其恒耳。此至春夏而病者。以其人腎陽有餘。好行淫慾。不避寒冷。雖外傷於寒。而陽氣足以禦之。但知身着寒。而不為寒所病。然表寒雖不內侵。而虛陽亦不得外散。仍下陷入陰中。故身不知熱。而亦不發熱。語云陽病者。上行極而下也。冬時行收藏之令。陽不遽發。熱（寒）愈久。則陽愈匿。陽日盛。則陰日虛。若寒日多。而蓄熱淺。則陰火應春氣而病溫。若寒日多而鬱熱深。則陰火應夏氣而病暑。此陰消陽長。從內而達於外也。叔和不知此義。謂寒毒藏於肌膚。至春變為溫病。至夏變為暑病。夫寒傷於表。得熱則散。何以能藏。設無熱以禦之。必深

26

入府臟。何以只藏於肌膚。且能藏者不能變。何以時換其所藏乎。不知原其人之自傷。而但求其時之外傷。秖知傷寒之目。不究熱傷其本。妄擬寒毒之能變熱。不知內陷之陽邪。發見其本來面目也。又謂辛苦之人。春夏多溫熱病者。皆由冬時觸寒所致。而非時行之氣。不知辛苦之人。動搖筋骨。凡動則為陽。往往觸寒即散。或曰飢寒而病者有之。或因勞倦而發熱者有之。故春夏之時。辛苦之人。由虛而感時行之氣者不少矣。若夫春夏之濕熱。由冬時觸寒所致者。偏在飽煖淫慾之人。不知持滿。醉以入房。以竭其精。以

温暑指歸

耗其真。陽強不能密。精失守而陰虛。故移禍至於春夏也。内經論温之脉症治法甚詳。學者多不得要領。仲景獨挈發熱、而渴。不惡寒者為提綱。悉温病之底蘊。合内經冬不藏精之旨矣。熱、論以口燥舌乾而渴屬少陰。少陰者封蟄之本。精之處也。少陰之表。名曰太陽。太陽根起於至陰。名曰陰中之陽。故太陽病。當惡寒。此發熱、而惡寒者。是陽中無陰矣。而即是少陰之渴。太陽之根本悉露矣。於此見逆冬氣。則少陰不藏。腎氣獨沉。孤陽無時而發為温病也。温病症治散見六經。請類推之。如傷寒發熱、不渴。服湯已渴者。是

27

傷寒溫（病）之關也。寒去而熱罷。即傷寒欲解症。寒去而熱不解。是溫病發見矣。如服桂枝湯。大汗出後。大煩渴不解。脉洪大者。即是溫勢猖狂。用白虎加人參預保元氣於清火之時。是凡病傷寒而成溫者之正治法也。曰所傷之寒邪隨大汗而解。所成之溫邪隨大汗而發。焉得無虛。設不加參。則熱邪從白虎而解。安保寒邪不從白虎而來乎。是傷者當補。治病必求其本耳。如服紫胡渴也（已）。渴者屬陽明者也。以法治之。夫紫胡（湯）有參甘姜棗。皆生津之品。服已反渴。是服寒之劑。不足以解溫邪。少陽（溫〻暑揩帰）相火直走陽明也。是當白虎加人參法。若柴胡加人參之法。非其治矣。夫相火寄甲乙之間。故肝胆為發溫之源。腸胃為市。故陽明為成溫之藪。陽明始雖惡寒。二日自止。即不惡寒而反惡熱。此亦病傷寒而成溫之一徵也。若夫溫熱不回傷寒而致者。只須扶陰折陽。不必補中益氣矣。且溫邪有淺深。治法有輕重。如陽明病。脉浮發熱。渴欲飲水。小便不利者。豬苓湯主之。瘀熱在裏不得越。身体發黃。渴欲飲水。小便不利者。茵陳湯主之。少陰病。得之二三日。口燥咽乾者。大承氣湯急下之。厥陰病下利欲飲水者。白頭翁湯主之。此仲景治溫之大略也。

夫温與暑。偶感天氣而病者輕，因不藏精者，爲自傷其病重。若再感方土之異氣，此三氣相合而成温疫也。温熱利害，只在一人，温疫移害，禍延鄰里。今人不分温熱、温疫，渾名温病。令人聞恐而諱言之，曰於辭之害義矣。吳又可温疫論，程郊倩熱病註，俱有至理，可傳。愚不復贅。餘義詳見方論。

痓濕異同第六 風寒溫濕燥熱

六氣為病。皆能發熱。然寒與熱相因。暑與熱相繼。獨燥與濕相反。風寒溫暑皆因天氣。而濕病多得之地氣。燥病多得之內因。此病因之殊同也。內經病機十九條。其分屬六氣者。火居其八。風寒濕者居其一。燥症獨無。若諸痓項強。皆屬於濕。愚嘗疑其屬燥。今本論有痓濕之分。又曰太陽病發汗太多因致痓。則痓之屬燥可知也。夫痓以狀名。因血虛而筋急耳。六氣為患。皆足以致痓。然不熱則不燥。不燥則不成痓。六經皆有痓病。須審部位以別之。身以後屬太陽。則凡頭項強急。項背几几。脊強反張。腰似折。髀不可以曲。膕如結。皆其症也。身之前者屬陽明。頭項搖動。口眼（禁）喎（齒）斜（齘）。手（缺）盆紐痛。脚攣急。皆其症也。身之側屬少陽。口眼喎斜。手足牽引。兩脇拘急。半身不遂。皆其症也。若腹內拘急。因吐利而四肢拘急。是太陰症（痓）。惡寒踡臥。尻以代踵。脊以代頭。俯而不能仰者。是少陰痓。睪丸上升。宗筋下注。小腹裡急。陰中拘牽。膝脛拘急者。厥陰痓也。若痓之挾風寒者。其症發熱無汗而惡寒。氣上撞胸。而小便少。其脉必堅緊。其狀必強直。而口噤。此淂天之氣。內經所云諸暴強直。皆屬於風者是也。其勢（勢）

痓濕異同

勇猛。故曰剛痓。病自外來。當逐邪而解外。痓有夾本邪而為外（患）者。其從（鄉）內出。故發熱汗出而不惡寒。其脈沉遲。其狀則項背強。几几。此得之地氣內經所云。諸痓項強。皆屬於濕者是也。其勢爽弱。故名柔痓。病因於內。當滋囗（陰）以和內。治濕君栝蔞根者。非以治風寒（以）生津。非以治濕。寔以潤燥耳。夫痓之始也。本非正病。必夾雜於他病之中。人之病此者。世醫悉指為風。訛以不明其理。善醫者。必於他症中審察而預防之。如頭項強痛。即痓之一端。是太陽之血虛。故筋急也。今人但知風寒。不恤津液。所以發汗太多。因致痓者（多）矣。

夫痓未有由来。一經妄治。即竒形必見。項背強几几。是痓之徵兆。故用葛根。身體強。是痓狀已著。故用括蔞根。卧不着蓆。脚攣急。口禁齒齘。是痓之極甚。故用大黄芒硝。無非用多津多液之品。以滋養陰血。不得與當汗當下者同例也。觀傷寒脉浮自汗。心煩惡寒。而見脚攣急。是痓勢已成。須當滋陰存液。不得仍作傷寒主治。故與桂枝湯則厥。與芍藥甘草湯。其脚即伸。此明驗矣。第以表症未除。不得用承氣。若譫語者少與調胃承氣。是又與不着蓆者與大承氣同一机轂也。

痓湿異同

凡痓之為病。因外邪傷筋者少。因血虚筋急者多。如誤作風治。用辛散以助陽。則真陰愈虛。曰燥劑以驅風。則血液愈涸。故痓浔之暴起者少。妄治而致者多。虛而不補。不死何待。非參苓歸地。調和榮衛。未易奏捷也。內經曰。諸濕腫滿。皆屬於脾。又曰濕勝則濡泄。此指濕傷於內者言也。又曰地之濕氣感則害人皮肉筋骨。又曰因于濕。首如裹。此指濕傷於外者言也。若濕而兼熱。則大筋耎短。而為拘。小筋弛長而為痿。即柔痓之變見矣。陽明篇有濕熱發黃之症。叔和不別論。祗取太陽之風濕相傳者。尚遺數條。亦搜採之疏失也。內經曰身半以上者。風中之也。身半以下者。濕中之也。中陽則溜於經。中陰則溜於府。又曰陽受風氣。陰受濕氣。故傷於風者。上先受之。傷於濕者。下先受之。皆風(濕)對言。本論則風濕合言之。風濕相合。則陰陽相傳。上下內外反病矣。所以身体煩疼。不能轉側。骨節掣痛。不能屈伸。小便不利。大便反快也。內經曰。風濕之傷人也。血氣與邪併。客於分腠之間。其勢堅大。故曰寔。寒(濕)之中人也。皮膚不收。肌肉堅緊。營血濇。衛氣去。故曰虛。此又以血爲虛寔。曰風寒而分也。本論傷寒發汗。寒濕在裡不解。身目爲黃。與陽明之熱不得越。瘀熱在裡。身體發黃者。當下不當下。亦

痓濕暍異同

以寒濕濕熱分虛實分虛寔矣。內經以風寒濕三氣合而為痺。本論又合風寒濕熱四氣而名濕痺。當知痺與痙。皆由濕變矣。夫同一濕也。濕去燥極則為痙。久留而着則為痺。痺為寔。痙為虛。痙痺異形。虛實亦殊。固不得妄以痙屬風。亦不得因於濕而竟視痙為濕矣。痙濕餘義。詳內經註。及本論註中。

32

平脈準繩第七　浮大動滑数　沉濇弱弦遲

上古以三部九候中決死生。是偏（遍）求法。以人迎寸口趺陽辨吉凶。是扼要法。自雜經獨取寸口之說行。而人迎趺陽不叅矣。氣口成寸。為脈之大會。死生吉凶係焉。今所傳者只此耳。自有脈經以來。諸家繼起。各以脈名取勝。泛而不切。漫無指歸。夫在診法取其約。於脈名上著其繫。此仲景所云。馳競浮華。不固根本者是也。仲景立法。只在脈之體用上推求。不在脈之名目上分蹤。故以陰陽為體。則以浮大動滑数為陽之用。沉濇弱弦遲為陰之用。以表裡為體。則以浮為

平脈準繩

表用。沉為裡用。以臟府為體。則以數為府用。遲為臟用。如以浮沉為體。則以浮沉中各有遲數為用。以浮為体。則以大動滑數為用之常。濇弱弦遲為用之變。以沉為體。則以濇弱弦遲為用之常。大數滑動為用之変。体用之間。是脉之変化。而致病之由。與病情之虚寔。病机之轉移。亦隨之而見。全在診者指法之巧。與看法之細耳。脉理浩繁。大綱不外名陰名陽之十種。陰陽兩分。自成對峙。陰陽配偶。惟是五端。浮沉是脉體。大弱是脉勢。滑濇是脉氣。動弦是脉形。遲數是脉息。不得概以脉象視之也。脉有對看法。有正看法。有

33

反看法有平看法有仄看法有微底看法如有浮即有沉有大即有弱有滑即有濇有数即有遲合之於則（病）浮為在表沉為在裏大為有餘弱為不足滑為血多濇為氣少動為搏陽弦為搏陰数為在府遲為在臟（為）此对看法也如浮大動滑数脉氣之有餘者為陽當知其中有陽勝陰病之机沉弦弱濇弦遲脉氣之不足者名陰当知其中有陰勝陽病之机此正看法也夫陰陽之轉旋也有（餘）而往不足隨之不足而往有餘從之故其始也為浮為大為滑為動為数其継也反沉反弱反濇反弦（反）遲者為陽消陰長之机其病為進

平脉準繩

其始也、為沉、為弱、為濇、為弦、為遲、其繼也、微浮、微大、微滑、微動、微數者是陽進陰退之机、其病為欲愈、此反看法也、浮為陽、如更兼大動滑數之陽脉、是為純陽、必陽盛陰虛之病矣、沉為陰、而更兼弱濇弦遲之陰脉、是為重陰、必陰盛陽虛之病矣、此為平看法、如浮而數、浮而濇、浮而弦、浮而遲者、此陽中有陰、其人陽虛而陰脉伏於陽脉中也、將亡陽之變、当以扶陽為急務矣、如沉而大、沉而滑、沉而動、沉而數、此陰中有陽、其人陰虛而陽邪下陷於陰脉也、將有陰竭之患、当以存陰為深慮也、此為反看法、如浮大動滑數之脈。強不變。然始為有力之強陽。終為無力之微陽。
知陽將絕矣。況濇弱弦微遲之脈。雖變而為陽。如忽
見浮大動滑數之狀。是陰極似陽。知反照之不長。餘
燼之易滅也。是為徹底看法。更有真陰真陽之看法。
如凡陰病見陽脈者生。陽病見陰脈者死也。成註只
據傷寒立言。觀凡字則知脈法不專為傷寒說。亦不是
接承上文擴充之見。仲景治法。以脈以胃氣為本。觀
名陰名陽。見此等脈狀。尚是陰陽之名。而非陰陽之
實。曰胃氣稍虛。則陰陽偏重。較之平脈有餘。名陽。不
足名陰耳。此陽病兼外傷六氣言。陰病兼內傷精氣

平脈準繩

言。若專指傷寒之陰症陽症則淺矣。陽脉指胃脘之真陽。内經所謂二十五陽者是也。陰病見陽脉。是胃氣來復。五臟冲和之氣發見。故主生。内經所云。别於陽者知病起時也。陰脉指五臟之真陰。回胃脘之陽不至于手太陰。五臟之真陰來見也。陽病見陰脉。是脉無胃氣。故主死。内經所謂。别于陰者。知死生之期也。要知沉濇弦弱遲。是病脉不是死脉。其見于陽病最多。陽病浮大動數滑不休即為死脉。陰病見浮大動數滑之脉多。陰極似陽。未必即可生之机也。若真臟脉至。如肝脉之中外急。心脉堅而搏。肺脉大而浮。腎脉如彈石。脾脉如距啄。皆反見有餘之象。豈可以脉名之。經曰。邪氣来也緊而疾。穀氣来也徐而和。則又不得以遲数論陽陰矣。仲景表裡臟府之法。又以浮沉遲数為大綱。浮沉是審氣伏。遲数是察至數。浮沉之間。遲数寓焉。脉之不浮不沉而在中。不遲不数而五至者。謂之平脉。是有胃氣。可以神求。不可以象求也。若一見浮沉遲数之象。斯為病矣。浮沉遲数。本不可以表裡臟府分。今既有陰陽之可名。即以陽表陰裏。府陽臟陰。定其為陰陽所在耳。試觀脉之浮為在表。應病亦為在表。然浮脉亦有裏症。或表邪初陷。或

平脉準平繩

裡邪初欲出。究竟不離於表。故主表。其大綱也。沉象在裏。應病亦為在裏。沉脉亦有表症。或陽病見陰。而危。或陰出之陽而愈。究竟病根於裏。故主裏。其大綱也。數為陽。陽主熱。而數有沉浮。浮數應表熱。沉數應裏熱。雖數脉多有病在臟者。然其由必自府。蓋六府為陽。陽脉營其府。故主府。其大綱也。遲為陰。陰主寒。而遲有浮沉。浮遲應表寒。沉遲應裏寒。雖遲脉多有病在府者。然其根必自臟。蓋五臟為陰。陰脉營其臟。故主臟。其大綱也。脉狀緦緦該括於浮沉遲數。然四者之中。又以獨浮獨沉獨遲獨數為準則。而獨見何部。即以其部。定表裏臟府之所在。病無遁情矣。然陰陽之十脉表裏臟府之四診。皆指脉之體用言。而診法之體用。則又以病為體。而脉為用矣。請以浮脉言之。其他可類推。如浮脉者病在表。則必有發熱惡寒之表症。然浮有不同。有但浮者。有三部皆同息數無遲數。其氣象亦無滑濇動弦大小。此太陽之脉體然也。曰風寒在表。而巨陽之陽衛之內。無太過不及之病。故見此象。此病脉中之平脉。故可用麻黃湯發汗而頓解。然此脉不可多得。所以發熱即有發熱之脉象。惡寒即見惡寒之脉象。如寸口脉（平脉準繩）浮而緊。是浮為風象。緊為

寒象也。此為陽中有陰。乃陽脉之變見矣。然寒不協
風。則玄府不開。寒在皮毛。衛氣足以衛外而為固。雖
受寒而不傷。寒去而身自和矣。若風不夾寒。但能鼓
動衛氣。使玄府不閉。皮膚受邪。脉氣不清而已。不能
深入於營。而發熱惡寒。頭項骨節俱痛。惟風夾寒邪。其
勢始猛。此風則傷衛。寒則傷營。初非有二義也。衛氣
不能衛外。反內擾營氣。而為煩。營氣不得交通。內迫
於骨節。而作痛。營衛俱病。發熱。所由來耳。如脉浮而
數。為陽中見陽。是陽脉之正局。然不得即認為陽脉
有餘。實曰陽氣不足。反見有餘之象也。夫脉為血府。

37

賓由氣行。長則氣治。短則氣病。弦脈象長。數脈象短。脈數曰於氣之不足。則數為虛可知。風為陽邪。風則為熱。虛曰寒邪。虛則為寒。虛寒相搏於營衛。衛氣不足以禦之。此惡寒所由來也。上條陽中有陰。而反微其發熱。此條陽中見陽。而反微其惡寒。是互文以見意。此二脈皆當發汗而已。但脈者不同。故又云脈緊者。法當身疼痛。宜以汗解之。假令尺中遲。不可發汗。以營氣不足。血少故也。可知用麻黃湯專治傷寒營者。皆仲景法矣。又云脈浮數者。法當汗出而愈。若尺中脈微。此裏虛不可發汗。則又見脈浮數者。不得概用麻

平脈準繩

黄。又云傷寒解半日許，煩復脈浮數者，可更發汗，宜桂枝湯。則所云須表裏寔，津液自和，便自汗出愈者。為歠稀粥，不法耶耳。夫人之尺脈，如樹之有根。不拘浮數浮緊，皆據尺以審寔虛。比又仲景自作浮為在表之註疏矣。十脈中無緊脈，即弦之轉旋。當知捩之不移，是靜為陰之體，轉索無常，自是動為陽之用。故浮中見緊者，緊在中風，與傷寒之陰陽俱緊者殊矣。緊又與數相似，緊見於法象，數見于至數。然緊以氣來之象長，反得為陰中有陽之寔脈。數以氣來之短，反得兩陽合明之象。然脈浮不俱大，必至三日乃大，是陽明内熱外見脉（之）。此浮不浮仍為在表。當知大為病進。故見心下反鞕。而攻之不令發汗耳。若脉浮而遲。面熱赤而戰慄（慄）者。是陽中見陰。故面見假熱。而身真寒。此因遲為在臟。故無陽不能見（作）汗。而浮為在表。則又當讀形為汗之發（法）矣。遲因浮而從表。浮因大而從裏。浮見（無）數而反虛。緊入浮而成寒。則表裏臟府陰陽君臣之間。悉属定不定法也。餘義見六經病解。

卷上終

傷寒法祖卷下

紹興任越

太陽病解第一

仲景六經。各有提綱一條。猶大將立旗鼓。使人知所向。故必擇本經至當之脉症而標之。讀者須用緊記提綱。以審病之所在。然提綱可見者、祇是正面。讀者又要看出底板。再細玩其四旁。參透其隱曲。則良法美意。始得了然。如太陽總綱。提出脉浮。頭項强痛。惡寒八字。是太陽受病之正面。讀者要至〔知〕三陽之脉俱浮。三陽俱有頭痛症。六經受寒。俱各惡寒。惟頭項强

痛。是太陽所獨也。故見頭連項而強痛。知是太陽受
病。蓋太陽為諸陽主氣。頭為諸陽之會。項為太陽之
會故也。如脉浮惡寒發熱。而頭不痛。項不強。便知非
太陽病。如但頭痛不及于項。亦非太陽定局矣。如頭
項強痛。反不惡寒。脉反浮沉。不可為非太陽病。或温邪
内發。或吐後内煩。或濕流關節。或病關少陰。法當救
裏者也。囙當浮不浮。當惡不惡。故為之反。所謂看出
底板法者以此。
前輩以一日太陽、二日陽明、七日復傳之説拘之、故
至今不識仲景所稱之太陽病、

太陽病有身痛、身重、腰痛、骨節疼痛、鼻鳴、乾嘔、嘔逆、煩躁、胸滿、背強、咳渴、汗出、惡風、無汗而喘、等症、仲景以其或然、或否、不可拘定、故散見諸節、而不入提綱、又太陽為巨陽、陽病必發熱、提綱亦不言及者、以初受病或未發故也、其精細如此、故診者于頭項強痛之時、必須理會此等兼症、更細審其惡寒惡風之病情、有汗無汗之病机、已發熱、未發熱之病勢、以探其表症之虛實、是從旁細看法也、即于此處辨其有汗、是桂枝症、無汗是麻黃症、無汗煩燥、是大青龍症、乾嘔發熱而咳、是小青龍症、項背強几几、是葛根症、用

太陽

之恰當、効如桴鼓、前背、以桂枝主風傷衛、麻黄主寒傷營、大青龍主傷寒見風、中風見寒、分三綱鼎立之勢、拘之、所以埋没仲景心法、又敗壞仲景之症法、脉浮、只講浮脉體之正面、診者當浮中審其脉勢之強弱、脉息之遲數、脉象之緊緩滑濇弦芤、故太陽一經、有但浮、浮弱、浮緩、浮緊、浮遲、浮數等症、散見于諸條、或陽浮而陰弱、或陰陽俱緊、或陰陽俱浮、或尺中遲、或尺中微、或寸緩、關浮、尺弱、必細細體認、以消息其裡之虛實、此是從中索隱法、若謂脉緊是傷寒、脉緩是中風、脉緊有汗是中風見寒、脉緩無汗是傷寒見風、夫既有傷寒中風之别、更有傷寒中風之渾、使人無下手處矣、豈可為法手、凡是脉浮遲浮弱數者、用桂枝、浮緊浮數者、用麻黄、不必手風寒之分、但從脉之虚寔而施治、是仲景活法、是亦仲景之定法、今傷寒書、皆以膀胱為太陽、故有傳足不傳手之謬也、不知仲景書、只宗陰陽之大法、不拘陰陽之經絡也、夫陰陽者、散之可千、推之可萬、以心為陽中之太陽、故更稱巨陽、以尊之、又中身而上、名曰廣明、太陰之前、名曰陽明、廣明亦君主之尊稱、廣明居陽明之上、故六經分位、首太陽、次陽明、又腰（太陽）以上為陽、膀胱位列下焦之極

底、其經名為足太陽、以手足陰陽論、寔陰中之少陽
耳、以六府為陽論、與小腸之太陽、同為受盛之器耳、
不得渾膈膜之上、為父之太陽也、仲景以心為太陽、
故得外統一身之氣血、內行五臟六府之經隧、若膀
胱為州都之官、所藏精液、必待上焦之氣化、而後能
出、何能外司營衛、而為諸陽主氣哉、伯岐聖人、（南）面而
立、前曰光（廣）明、後曰太衝、太衝之地、名曰少陰、是心腎
為一身之大表裏也、（膀）膀胱與腎為表裏、第足經相絡
之一義耳、是表裏亦何常之有、如太陽與少（陽）陰併病、
刺肺（俞）肝俞、豈非肝居胆外、為少陽之表、肺居心外、為

太陽之表邪、少陰病、一身手足盡熱、以熱在膀胱、必便血、夫熱在膀胱、而仍稱少陰病、是知膀胱屬腰以下之陰、得為少陰之府、不得為六經之太陽、故不稱太陽病、又太陽不解、熱結膀胱、其人如狂、以太陽隨經瘀熱在裏、熱在下焦、下血乃愈、蓋太陽位最高、故太陽病、以頭項強痛為提綱、此云熱結在下焦、是太陽陽邪下陷之變也、其云隨經、云在裏、是知膀胱屬在下焦、為太陽之根底、而非主表之太陽、為太陽之經隧、而非太陽之都會、為太陽主血之裏、非為諸陽主氣之太陽也、明矣、

太陽

傷寒最多心痛、以心當太陽之位也、心為君主、寒為賊邪、君火不足、寒氣得以傷之、所以名為大病、令傷寒家、乃以太陽為寒水之經、是拘于膀胱為水府、因有以寒召寒之說、而不審寒邪犯心、水來尅火之義矣、夫人傷于寒熱、雖甚不死者、以寒所在、是邪之所留、熱之所在、是心之所主也、如初服桂枝而反煩、解半日而復煩、大青龍之煩躁、小青龍之水氣、十棗瀉心之心下痞鞕、白虎五苓之燥渴心煩、皆心病也、若妄治後、叉手冒心、恍惚心亂、心下逆滿、往往閔心、是心病、為太陽本病也、然、心為一身之主、六經皆能病

43

及、故陽明有憒憒、怵惕、懊憹等症、少陽有煩悸、支結等症、太陰之暴煩、少陰之心中温温欲吐、厥陰之氣上撞心、心中疼熱、皆心病也、何前背反有傷足不傷手之說、夫心主營、肺主衛、風寒來傷營衛、即是手經矣、且大腸接胃、俱稱陽明、小腸通膀胱、俱稱太陽、傷則（俱）傷、何分手足、如大便鞕、是大腸病、豈專指胃言、小便不利、亦是小腸病、豈獨指膀胱、且汗為心液、如汗多亡陽、豈獨亡坎中之陽、而不涉胆中之陽耶、曰不明仲景之六經、故有仲傳經之妄耳、人皆指太陽經絡行（太陽）手背、而不知背為太陽之所主、竟言太陽主營衛而不究營衛之所自、祇知太陽主表而不知太陽寔根于裡、知膀胱是太陽之裏、而不知心肺是為太陽之裡、曰不明内經之陰陽、所以不知太陽之地耳、内經以背為陽、腹為陰、五臟以心肺為陽、而屬於背、故仲景以胸下、心下、屬三陽、肝脾腎為陰而屬於腹、故仲景以腹中之症屬三陰、以陰陽内外相輸之義也、營衛行於表、而發源于心肺、故太陽病、則營衛病、營衛病、則心肺病矣、心病則惡寒、肺病則發熱、心病則煩、肺病則喘、桂枝療寒、芍药止煩、麻黄散熱、杏仁除喘、所以和營者、正所以寧心也、所

以調衛也（者）、正所以保肺也、麻黄（桂）二方便是調和内外、
表裏兩解之劑矣、如大青龍用石羔以治煩躁、小青
龍、用五味乾姜以除咳嗽、皆于表劑中、即兼治裏、後
人妄為仲景方治表而不及裏、曷不于藥性一思之、
太陽主表、為心君之籓籬、猶京師之有邊関也、風寒
初感、先入太陽之界、惟以得汗為急務、自汗而解、有（猶）
邊関之有備也、必發汗而解、是君主之令行也、若發
汗而汗不出、與發汗而汗仍不解、是君主之令不令
行也、夫汗為心液、本水之氣、在傷寒、為天時寒水之
氣、在人身、為皮膚寒湿（水）（湯）之氣、在發汗、為君（主）陽和之氣

也、君火之陽內發寒水之邪外散矣、故治太陽傷寒、以發汗為第一義、若君火不足、則腎液輸于心下者、不能入心為汗、又不能下輸膀胱、所以心下有水氣也、故利水是治傷寒之二義、若君火太盛、有煩躁消渴等症、恐不戢而自焚、故清火是太陽之反治法、若君火衰微、不足以自守、風寒內侵於臟腑、必扶陽以禦之、故溫補是太陽傷寒之從治法、其他救敝諸法、種種不同、而大法不外乎此、

發汗利水、是治太陽兩大法門、發汗分形層之次第、利水定三焦之高下、皆所以化太陽之氣也、發汗有

五法、麻黃湯、汗在皮膚、是發散外感之寒氣、桂枝湯、汗在絡經、是疏通血脉之精氣、葛根湯、汗在肌肉、是升提精液之清氣、大青龍、汗在胸中、是解散内擾之陽氣、小青龍、汗在心下、是驅逐内蓄之水氣、其治水有三法、乾嘔而欬、水入即吐、是水氣在上焦、在上者汗而發之、小青龍五苓散是也、心下痞鞕鞕滿而痛、是水氣在中焦、中滿者瀉之于内、用十棗湯、大陷胸湯是也、熱入膀胱、小便不利、是水氣在下焦、在下者引而竭之、桂枝去桂加茯苓白朮湯是也、太陽之根、即是少陰、(太陽)緊則為寒、本少陰脉、太陽病而脉緊者必無汗、此、雖太陽能衛外而爲固、令汗不出、亦賴少陰能藏精而爲守、故不得有汗也、人但知其表寔而不知其裏亦寔、故可用麻黄湯而無患、若脉陰陽俱緊、而反汗出者、是陽不固而陰不守、雖稱亡陽、而陰不獨存、然屬少陰者、是指太陽轉屬少陰、而非少陰本病、

太陽之虚、不能主外、内傷真陰之氣、便露出少陰之底板、少陰陰虚、不能主内、外傷太陽之氣、便假借太陽之面目、所以太陽病而脉反沉、用四逆以急救其裡、少陰病而反熱、用麻黄辛以微解其表、裏此表裏雌雄

相應之机也、

傷寒一日太陽受之、即見煩躁、是陽氣外發之机、六七日乃陰陽自和之際、反見煩躁、是陰陽內陷之兆、所云陽去入陰者、指陽邪下膈言、非專指陰經也、或入太陽之府、而熱結膀胱、或入陽明之府、而胃中乾燥、或入少陽之府、而脇下鞕滿、或入太陰而暴煩下利、或入少陰而口苦燥乾、或入厥陰而心中疼热、皆陽入陰之謂、後人惑于傳經之謬、曰不知有陰轉屬等義也、

陽明病解第二

陽明病解

按陽明提綱。以裡症為主。雖有表症。仲景意不在表。為有諸中而形諸外之謂也。或兼經病。仲景意不在經。為表在經。而根于胃也。太陰陽明同處中州。而太陰為開。陽明為合。故陽明必以闔病為主。不大便固闔也。不小便亦闔也。不能食。食難用飽。初欲食。反不能食。皆闔也。自汗盜汗。表開而裏闔也。反無汗。內外皆闔也。種種闔病。或然或否。故提綱獨以胃寔為症。胃寔不是竟指燥糞堅鞕。只對下利言。下利是胃家不實矣。故汗出解後。胃中不和。而下利者。不稱陽明病。如胃中虛而不下利者。便屬陽明。即初鞕後溏。水穀不別。雖死而不下利者。總為陽明病也。蓋陽明太陰同為蒼廩之官。而所司各別。胃司納。故以陽明主寔。脾司輸。故太陰主利。同一胃府。而分治如此。是二經所由分也。按陽明為傳化之府。當更寔更虛。食入胃寔而腸虛。食下腸實而胃虛。若但寔不虛。則為陽明之病根矣。胃寔不是陽明病。而陽明之為病。悉從胃寔上得來。故以胃家寔為陽明一經總綱也。然致寔之由。是宜詳審。有寔于未病之先者。有寔于得病之後者。有風寒外來。熱不得越而寔者。有妄汗吐下。重亡津液而寔者。有從本經熱盛而寔者。有從他經

陽明

轉屬而寔者。此只舉其病根在寔。而勿得以胃寔即為可下之症。

身熱汗自出、不惡寒、反惡熱、是陽明表症之提綱、故胃中虛冷、亦得稱陽明病者、因其表症如此也、然此為內熱、達外之表、非中風傷寒之表、此時表寒已散、故不惡寒、裡熱閉結、故反惡熱、只因有胃家寔之病根、即是此身熱自汗出之外症、不惡寒反惡熱之病情、然此但言病机發現、非即可下之症也、必讝語潮熱、煩躁脹痛、諸症兼見、纔可下耳、

太陽提綱、示人以正面、陽明提綱、反示人以底板、其

正面與太陽之表同、又當看出陽明之表、與太陽不同矣、如陽明病、脉遲汗出多、微惡寒者、是陽明之桂枝症、陽明病脉浮無汗而喘者、是陽明之麻黄症、本論云、病得之一日、不發熱、而惡寒者、即此是已、後人見太陽已得此脉症、便道陽明不應有此脉症、故有尚在太陽、將入陽明之說、不知仲景書、多有本條不見、而他條中發見者、若始雖惡寒、與反無汗等句、是也、以陽明表症、本是汗出不惡寒、故加反無字耳、有本經未宣、而他經發現者、若太陽之頭項強痛、少陽之脉弦細者是也、然陽明頭痛而項不強、脉大而不弦細、便是陽明之表矣。夫太陽行身之後，陽明行身之前，所受風寒，俱在營衛之表。太陽營衛有虛寔，陽明營衛亦有虛寔。虛則桂枝，寔則麻黄，是仲景治表邪之定局也。仲景之方，因症而設，非因經而設。見此症，便與此方，是仲景之活法。後人妄以方分經絡，非惟陽明不敢用二方，即太陽亦棄之久矣。

陽明之表有二，有外邪初傷之表，有内熱達外之表。外邪之表，只在一二日間，其症微惡寒，汗出多，或無汗而喘者是也。内熱之表，在一二日後，其症身熱，汗自出，不惡寒，反惡熱，是也。表因風寒外來，故仲景亦用麻黃桂枝二湯汗之、表因內熱外發、故仲景更製梔子豉湯、因其熱而吐之、後人認不出陽明表之症、一二日既不敢用麻黃、湯二三日來又不知用梔子豉湯、不識仲景治陽明之初法、所以廢棄陽明之吐法、必待熱深極寔、以白虎承氣投之、是養虎遺患也、六經傷寒、惟陽明最輕者、以陽明為水谷之海、穀氣足以勝邪氣、陽明為十二經脉之長、氣血足以禦寒氣、陽明居兩陽合明之地、陽氣足以禦陰氣也、陽明受邪、一日惡寒、與太陽同、二日便不惡寒、反惡熱、故內經曰、二日陽明受之（陽明）、以陽明之症、在二日見、非謂陽明之病、在太陽交也、仲景曰、傷寒三日陽明脉大、要知陽明傷寒、祗在一日二日即寒去而热生、三日是陽明之脉大、則全無寒氣、便是陽明之病热、而非復前日之傷寒、始雖由于傷寒、今不再稱傷寒、以傷寒之剂治之矣、

陽明之惡寒、二日自止、固與他經不同、其惡寒微、又不若太陽之甚、陽明在肌肉中蒸蒸發热、但熱無寒、與太陽翕翕發热、寒東于皮毛之上者不同、陽明自汗、亦異于太陽中風之自汗、太陽雖自汗、而出之不利、有执持之意、故其狀曰、漐漐、陽明自汗、多有波瀾揺

動之狀、故名之曰濈濈、太陽之脉浮而緊者、必潮熱、太陽之脉但浮者、必無汗、陽明脉但浮者、必盜汗出、二經表症、表脉、不同如此、

今傷寒書、以頭痛分三陽、陽明之痛在額、理固然也、然陽明主裡、頭痛非其本症、內經曰、傷寒一日、巨陽受之、以其脉連風府、故頭項痛也、七日太陽病衰、頭痛少愈也、二日陽明受之、其脉夾鼻絡于目、故身熱目疼、鼻乾不得卧、是內經以頭痛屬太陽、不屬陽明矣、仲景有陽明頭痛症二條、一曰陽明病、反無汗、而小便利、二三日嘔而欬（陽明）、手足厥者、必苦頭痛、若不欬不

嘔、手足不厥者、頭不痛、此頭痛在二三日、而不在浮病之一日、且因于嘔咳、而不因于外邪也、一日傷寒不大便六七日頭痛不熱、者與承氣湯、此頭痛反在太陽衰時、而因于不大便、即内經所云、䐜脹而頭痛、非因於風寒也、其中風傷寒諸條、俱不及頭痛症、則陽明頭痛、又與太陽迥別矣、

本論云、陽明病脉浮而緊、咽燥口苦、腹滿而喘、發熱、汗出、不惡寒反惡熱、身重、此處當直接梔子豉湯主之句、若發汗三段、因不用此方、而妄治所致、仍当梔子豉湯主之、仲景但于結句一見是省文法也、後人

51

竟認梔豉湯、為汗下後救逆之劑、請問未汗下前、仲景何法以治之乎、要知咽燥、口苦、腹滿而喘、是陽明裏熱、發熱汗出不惡寒反惡熱、是陽明表熱、因陽明之熱、自內達表則裡症為重、故此條敘症、以裏症列表症之前、任梔子以清裏熱、而表熱亦解、用香豉以瀉腹滿、而身重亦除、後人不能于仲景書中尋出陽明之表、而遠引內經、熱府論之目痛鼻乾不得卧、以當之、不得仲景陽明治表之法、妄引痘科中葛根升麻以主之、不知內經因論熱病、而只發陽明經病之一端、仲景之陽明一經、是該陽明內外症治之全法、又不知目痛鼻乾是陽盛陰虛，法當滋陰清火，而反發陽明之汗、若上而鼻衄，下而便難，是引賊破家矣。要知是風寒之表，則用麻黃而治，如是內熱之表，即荊防薄荷皆足以亡津液而成胃實。在用者如何耳。治陽明內熱之表有三法，如熱在上焦者，用梔子豉湯吐之，上焦瀉通，津液得下，胃家瀉不實矣。熱在中焦者，用白虎湯清之，胃火瀉清，胃家不實矣。熱陷下焦者，用豬苓湯利之，火從下泄，胃家不實矣。要知陽明之治表熱，即是預治其理（裡）。三方皆是潤劑，所以存津液而不令胃家實也。後人因循升麻葛根之謬，竟不察仲景治陽

明表症之法、
太陽以心胸為裏、故用辛甘發散之劑、助心胸之陽、
而開玄府之表、不得用苦寒之劑、以傷上焦之陽也、
所以宜汗而不宜吐、陽明以心胸為表、當用酸苦湧
泄之劑、引胃脘之陽而開胸中之表、不得用溫散之劑、
以傷中宮之津液也、故法當吐、而不当汗、陽明當吐、而
反行汗下溫針等法、以致心中憒憒怵惕懊憹煩躁、
譫語、舌胎等症、然仍不離陽明之表、太陽當汗而反
吐、便見自汗出而不惡寒、飢不能食、朝食暮吐、不欲
近衣、欲食冷食等症、此為太陽轉屬陽明之表、皆是

陽明

梔子豉湯症、蓋陽明以胃爲裏、不特發熱、惡寒汗出、身重目疼、鼻乾、謂之表、一切虛煩、虛熱、如口苦、咽乾、舌胎、喘滿、不得卧、消渴、而小便不利、凡在胃之外者、悉屬陽明之表、但除胃口之熱、便解胃家之寔、此梔子豉湯、爲陽明解表、和裏之聖劑也、

按傷寒脉浮、自汗出、漸漸惡寒、是陽明表症、心煩小便數、脚攣急、是陽明裏之表症、斯時用梔子豉湯吐之、則胃陽得升、惡寒自罷、心煩得止、汗不自出矣、上焦得通、津液得下、小便自利、其脚自伸矣、反用桂枝發汗、所以亡陽其咽中乾、煩躁、吐逆、是梔子生姜豉

湯症、祇以亡陽而厥、急當回陽、故改用甘草乾姜湯、服之後、仍作芍藥甘草以和陰、少與調胃承氣以和裡、皆因先時失用梔豉、如此挽回費力耳、按仲景云、病如桂枝症、則便不得鑒定為太陽中風、凡惡風惡寒、發熱、而汗自出者、無論太陽陽明中風、傷寒、皆是桂枝症矣、太陽病頭項強痛、而此云頭不痛、項不強、便非太陽症、內經曰、邪中于膺、則入陽明、此云、胸中痞鞕、氣上沖、咽喉不得息、是陽明受病無疑也、雖外症象桂枝、而病在胸中、不在營衛、便不是桂枝症、故立瓜蒂散（陽明）所謂在上者、因而越之也、此與前條本陽明病、仲景不冠以陽明者、以不關于胃寔、而未見不惡寒之病情耳、上越中清下奪、是治陽明三大法、發汗利小便、是陽明經兩大禁、然風寒初入陽明之表、即用麻黃桂枝發汗者、是急于除熱、而存津液、與急下之法同、若脉浮、煩渴、小便不利、用猪苓湯利小便者、亦以清火而存液津、而又曰、汗多者、不可與猪苓湯、要知發汗利小便、是治陽明權巧法门、非正治法、

陽明之病在熱寔、宜無溫補法矣、而食穀欲嘔者、是胃口虛寒、故不主內熱也、然胃口雖虛、胃中猶寔、仍

不失為陽明病、與吳茱萸湯、散胃口之寒、上焦得通、津液得下、胃氣因和、則温補又陽明之從治法、若胃口虛熱者、用白虎加人參、是陽明又有凉補法也、此二義、又是治陽明權巧法門、

本論云、傷寒三日、三陽為盡、三陰當受邪、其人反能食、不嘔、此為三陰不受邪矣、蓋陽明為三陰之表、故三陰皆看陽明之轉施、三陰之不受邪、藉胃為之蔽其外也、胃氣和、則能食不嘔、故邪自解、而三陰不病、胃陽虛、邪始得入三陰、故太陽受邪、腹滿而吐、食不下、少陰受邪、欲吐不吐、厥陰受邪、飢不欲食、食即吐蚘、若胃

陽亡、則水凝不入而死、要知三陰受邪、関係不在少陽太陽、而全關係陽明、陽明以太陰為裡、是指北藏言、太陰亦以陽明為裡、是指絡屬言也、腎者胃之関、木者土之賊、故三陰亦得以陽明為裡、三陰為三陽之裏、而三陰反得轉屬陽明為裡、故三陰皆得從陽明而下、則陽明又是三陰宣邪之出路也、既為三陰之表以禦邪、又為三陰之裏以逐邪、陽明之関係三陰重矣、

少陽病解第三

少陽處半表半裏。司三焦、相火之遊行。仲景特揭口

55

苦咽乾目眩為提綱。是取病机立法矣。夫口咽目三者。藏府精氣之總竅。與天地之氣相通者也。不可謂之表。又不可謂之裏。是表之入裏。裏之出表、處。正所謂半表半裏也。三者能開闔。開之可見。闔之不見。恰合為樞之象。苦乾眩者。皆相火上走空竅而為病。風寒雜症咸有之。所以為少陽一經總提綱也。如目赤。兩耳無聞。胸滿而煩。只、舉中風一症之半表裏。內經之胸脇痛、脇耳聾。只、舉溽熱、病一症之半表裏。故提綱不與也。

少陽病解

少陽之表有二。脈弦細、頭痛、發熱、或嘔而發熱者、少

陽傷寒也、耳聾、目赤、胸滿、而煩者、少陽中風也、此少
陽風寒之表、而非少陽之半表、陽明風寒之表、亦有麻
黄桂枝症、少陽風寒之表、既不得用麻黄桂枝之汗、亦
不得用瓜蒂梔豉之吐法、發汗則讝語、吐下則悸而
驚、是少陽之和解、不特在半表而始宜也、少陽初感
風寒、惡寒發热、與太陽同、不得為半表、惟寒热不齊、
各相迴避、一往一来、勢各兩分、始得謂之半表耳、往
来寒热、有三義、少陽自受寒邪、陽氣尚少、不能發热、
至五六日、鬱熱内發、始得與寒氣相争、而往来寒热、
一也、或太陽傷寒、過五六日、陽氣已衰、餘邪未盡、轉

屬少陽、而往來寒二热也、若風為陽邪、少陽為風藏、一中于風、但往來寒熱、不必五六日而始見三也、太陽之身寒、在未發热時、如已發热、雖惡寒而身不再寒、陽明之身寒、惡寒祗在初浮之一日、至二日則惡寒自罷、便發热、而反惡熱、惟少陽之寒热、有往而復来之異、寒来時便身寒、惡寒而不惡熱、热来时便身熱、惡熱而不惡寒、與太陽之如瘧、發熱惡寒、而不惡热、陽明之如瘧、潮熱惡热、而不惡寒者不併也、蓋太陽為嫩陽、如日初出、寒留于半表者不遽散、热出于半裏者未即舒、故見此象耳、然寒為欲去之寒、而热為新熾之熱、寒固為虛寒、而熱亦非實熱、故小柴胡湯治熱、而不治寒、預補其虛而不攻其實也、小柴胡為半表設、而其症皆屬于裡、蓋表症既去、其半、則病机偏于向裡矣、惟往來寒熱一症、尚為表邪未去、故獨以柴胡一味主之、其他悉屬用裡藥、凡裡症屬陽者、多實熱、屬陰者多虛寒、而少陽為半裡、偏于陽、偏於熱、雖有虛熱、不盡屬于虛也、仲景又深以裡虛為慮、故半表未解時、便用人參以固裡、寒熱往來、病情見于外、苦喜不欬、病情得於內、看苦喜不欬等字、非真嘔真滿、不能飲食也、

57

看往来二字、即見有不寒热時、寒热往来、胸脇苦滿、是無形之表、心煩喜嘔、默默不欲飲食、是無形之裡、其或胸中煩而不嘔、或渴、或中胸痛、或脇下痞鞕、或心下悸、小便不利、或咳者、此七症皆偏于裡、惟微熱、微寒為在表、皆屬無形、惟脇下痞鞕為有形、皆風寒通症、惟脇下痞鞕為少陽總是氣分為病、非有寔熱可據、故皆從半表半裏之法治、

少陽為遊部、其氣行遊三焦、循兩脇、輸腠理、是先天真元之氣、所以謂之正氣、正氣虛不足、以固腠理、邪因腠理之開、得入少陽之部、少陽少陽主胆、為中正之官、正

氣雖虛、不容邪氣内犯、必與之相搏、搏而不勝、所以
邪結脇下也、往來寒熱、即正邪相争之象、更实更虛、所以
休作有時、邪寔正虛、所以默默不欲飲食、仲景於表
症不用人參、此因正邪分争、正不勝邪、故用之扶元氣、
強主以逐邪也、若外有微熱、而不往來寒熱、是風寒
之表未解、不可謂之半表、當小發汗、故去人參加桂、
心煩与咳、雖逆氣有餘、而正氣未虛、不可益氣、故去
人參、如太陽汗後身痛、而脉沉遲、與下後協熱利、而
心下痞、是太陽之半表裏症也、表雖不解、裡氣已虛、
故參桂兼用、是知仲景用參、皆是預保元氣耳、更有

58

脉症不合柴胡者、仍是柴胡症、本論云、傷寒五六日頭出汗、微惡寒、手足冷、心下滿、口不欲食、大便鞕、脉細者、此為陽微結、半在裏半在表也、脉雖沉緊、不得為少陰者、陰不得有汗、今頭汗出、故可与小柴胡湯、此條是少陽陽明併病、而脉症俱是少陰、五六日又少陰發病之期、若謂陰不得有汗、則少陰亡陽、亦有反汗出者、然亡陽與陰結、其別在大便、亡陽則咽痛吐利、除陰結則不能食、而大便反鞕也、亡陽与陰陽結、其別在汗、亡陽者、衛氣不固、汗出必身徧、陽結者、热邪閉鬱、汗祇在頭也、陽結陽微結之別、在食、陽明

少陽

陽盛、故能食、而大便鞕、此為純陽結、少陽陽微、故不能食、而大便鞕、此為陽微結、故欲与柴胡湯、必究其病在半表、然、微惡寒亦可屬少陰、但頭汗出、始可屬少陽、故反覆講明頭汗之義、可與小柴胡而勿疑也、所以然者、少陽為樞、少陰亦為樞、故見症多相似、必于陰陽表裡辨之真、而審之確、始可一劑而瘳、此少陰少陽之疑似症、又柴胡症之變局也、

少陽居人身之半、脇居一身之半、故脇為少陽之樞、而小柴胡、為樞机之劑也、岐伯曰、中于脇、則入少陽、此指少陽自病、然太陽之邪、欲轉屬少陽、少陽之邪、

欲歸併陽明、皆從脇轉、如傷寒四五日、身熱、惡風、頭項強、脇下滿者、是太陽併病、將轉屬少陽之机也、以小柴胡與之、所以斷太陽之來路、如陽明病發潮熱、大便溏、小便自可、胸脇滿不去者、是少陽陽明併病、此證屬陽明之路也、以小柴胡與之、所以開陽明之出路、若據次第傳經之說、必陽明始傳少陽、則當大便鞕而不當溏、當曰胸脇始滿、不當曰滿不去矣、又陽明病、脇下鞕滿、不大便而嘔、舌上白胎者、此雖已屬陽明、而少陽之証未罷也、蓋少陽之氣、游行三焦、因脇下之阻隔、令上焦之治節不行、水精不能四布、故舌

少陽

上有白胎、而嘔、與小柴胡、轉少陽之樞、則上焦氣化始通、津液則浮下、胃家不寔、而大便自輸矣、身濈然而自汗解者、是上焦津液所化、故能開發腠理、蒸膚澤毛若霧露之溉、與胃中邪熱薰蒸、而自汗不解者、不同、

東垣云少陽有不可汗吐下、利小便四禁、然柴胡症中口不渴、身有微汗者、仍加桂枝以取汗、下後胸脇滿微結、小便不利、渴而不嘔、頭汗出、往來寒熱者、用柴胡桂枝甘姜湯、汗之、下後胸滿煩驚、小便不利、譫語、身重者、柴胡龍骨牡礪湯中、同大黃茯苓以利小

60

便、柴胡症具反下之、心下滿而鞕痛者、大陷胸湯下之、醫以丸藥下之而不得利、已而微利、胸脇滿而嘔、日晡潮熱者、小柴胡加芒硝下之、是仲景于少陽經中、以備汗下利小便法也、若吐法、本為陽明初病、胸中寔、不得食、不得吐、而設、少陰病、飲食入口即吐、心下兀兀欲吐、復不能吐、亦是胸中寔、當吐之、若水飲畜於胸中、雖是有形而不可為寔、故不可吐、何則少陽之喜嘔、嘔而發熱、便是中氣之虛、但熱而不寔、故用人參以調中氣、上焦得通、津液得下、胃氣因和、故少陽之嘔、与譫語不併見、所以嘔者、是少陽本症、譫

少陽

讝語是少陽壞症。然本渴而飲水嘔、與但欲嘔、胸中痛、微溏者、又非柴胡症、是嘔中又當深辨也。接嘔渴雖六經俱有之症、而少陽陽明之病机在嘔渴中分。渴則轉屬陽明、嘔則仍在少陽。如傷寒嘔多、雖有陽明症、不可攻之、因三焦之不通、病未離少陽也。服柴胡湯已、渴者屬陽明也。此兩火之併合病、已過少陽也。夫少陽始病、便是口苦、咽乾、目眩、先已津液告竭矣。故太陽之病、最易轉屬于陽明、所以發汗即胃寔而讝語。故小柴胡中已具或渴之症、方中用參苓甘草棗皆生津之品、以豫防其渴。服之反渴、是相火熾盛、津液不足以和胃、即轉屬陽明之机也、少陽妄下後、有二變、實則心下滿而鞕痛為結胸、用大陷胸湯下之、虛則但滿而不痛為痞、用半夏瀉心湯和之、此二症皆從嘔變、因不用柴胡、令上下不通、津液不下耳、

本論云、傷寒中風、有柴胡症、但見一症即是、不必悉具者、言往來寒熱、是柴胡主症、此外兼見胸脇滿鞕、心煩喜嘔、及或為諸症中、凡有一者、即是半表半裏、故曰嘔而發熱者、小柴胡主之、因柴胡為樞机之劑、風寒不全在表、未全入裏者、皆可用、故症不必悉具、

少陽

而方有加減法也、然柴胡有疑似症、不可不審、如脇下滿痛、不渴而飲水嘔者、柴胡不中与也、又但欲嘔、腹中痛、微溏者、此非柴胡症、如此詳明、所云但見一症便是者、又當為細辨矣、

太陰病解第四

按熱病論云。太陰脉布胃中。絡于嗌。故腹滿嗌乾。此熱傷太陰之標。自陽部注經之症。非太陰本病也。仲景立本病為提綱。因太陰主內。故不及中風四肢煩疼之表。又為陰中至陰。故不及熱病嗌乾之症。太陰為開。又陰道虛。太陰主脾所生病。脾主濕。又主輸。故提

62

綱主腹滿時痛。而吐利。皆是裡虛不固。濕勝外溢之症也。脾虛則外亦虛。食不下者。胃不主納也。要知胃家不寔。即稱太陰耳。世舉陽明傳少陽之謬。反昧傳太陰之義。熱病腹滿。是熱鬱太陰之經。有嗌干可證。症在表也。寒濕腹滿。是寒生至陰之藏。有自利可證。症病在本也。脾經有熱。則陰精不上輸于肺。故嗌乾。藏有寒。則脾不能為胃行其精液。故下利。無太陽陽明之當下。因本病。而太陰之下症。反在標病。可見陰陽異位之故。又以見陰從陽稱之義也。

叅中陰溜府之義。知熱邪不遽入至陰。雖熱在太陰

太陰病解

之經、而寔仍在陽明之胃、可知下症只在陽明、太陰本無下法、腹滿亦兩經之症、大不便而腹滿、或繞臍痛者、為寔熱、屬陽明、下利而腹滿時痛、為虛寒、屬太陰、寒濕是太陰本症、濕熱、又傷寒所致之變症也、其机関在小便不利、則濕熱外見而身黃、小便自利、非暴煩下利而自愈、即大便鞕而不使、所以然者、脾胃相連、此脾家寔則腐穢自去、而成太陰之開、若胃家寔、則地道不通、而轉陽明之闔矣、叔和但知有陽明、不知有太陰明症、序例謂太陰受病、脉當沉細、不知沉細、是太陰本病之脉、不是熱病症、嗌乾之脉、蓋脉從病見、如太陰中風、則脉浮、不從藏之陰、而從風之陽也、然浮為麻黄湯脉、而用桂枝者、以太陰是裡之表症、桂枝湯是裡之表藥、因脾主肌肉、是宜解肌耳、太陰傷寒脉浮而緩者、亦非太陰本病、蓋浮為陽脉、緩為胃脉、太陰傷寒、脉不沉細、而反浮緩、是陰中有陽脉、有胃氣、所以手足自溫、而顯脾家之寔、或發黄、便鞕、而能屬陽明、此、脉症在太陰陽明之間、故曰繫在、若太陰自受寒邪、不應如是矣、

太陰

太陰脉浮、為在表、當見四枝煩疼等症、沉為在裏、当兼腹痛吐利等症、表有風熱、可發汗宜發汗宜桂枝湯、裡有寒邪、當溫之、宜四逆輩、太陽而脉沉者、因于寒、寒為陰邪、沉為陰脉也、太陰而脉浮者、因于風、風為陽邪、浮為陽脉也、當知脉從病變、不拘于經、故陽經有陰脉、陰經有陽脉、世為脉在三陰則俱沉、陰經不当發汗者、未審此耳、

太陰中風、陽微陰濇、不長者為欲愈、要知濇與長、不是並見、濇本病脉、濇而轉長、病始愈耳、風脉本浮、今浮之微、知風邪當去、濇則少氣少血、故中風、今長則

氣治、故愈、太陰中風、四肢煩疼、太陰傷寒、手足自温、此指表熱、言也、熱在四肢、則身體不熱、可知、蓋太陰主内、表當無熱、惟四肢為諸陽之本、脾為胃行津液、以灌四旁、故得主四肢、則四肢之温熱、仍是陽明之陽也、且曰自温、便是有時不温、有時四肢厥逆矣、内經云、人有四肢熱、逢風而如炙如火者、是陰氣虚而陽氣盛、風者陽也、四肢亦陽也、兩陽相搏、是人當肉爍、此即太陽陰中風症、要知太陰中風、與三陽不同、太陰之病、名曰闗蟄（太陰）故陽邪不渴、深入、惟病在四

肉久而不愈脾液不足以充肌肉故肉爍也世人最多此症其有手足心熱者亦中風之輕者耳然太陰中風因陰虛而陽湊之外風為內熱所致但當滋陰以和陽不得驅風而增熱也

手足自溫句暗對身不發熱言非言太陰傷寒必當手足溫也夫病在三陽尚有手足冷者何況太陰陶氏分太陰手足溫少陰手足寒厥陰手足冷是大背太陰手足煩疼少陰一身盡熱之義矣凡傷于寒則為病熱寒為陰太陰為至陰兩陰相合無熱可發推四末為陰陽之会故尚溫耳惟手足自溫中宮不遲

65

受邪、故或發身黃、或暴煩下利自止、即手足自溫處、因以見脾家之實也、

發黃自陽明病、太陰身當發黃、非言太陰本有發黃症也、以手足溫處、溫處是陽明之陽盛寒邪不得傷太陰之藏、藏無汗寒而身有溫、故當發黃、若溫從溺泄、暴煩下利、仍是脾主轉輸、故不失為太陰病、若煩而不利、即胃家之熱實、非太陰之溫熱矣、此太陰傷寒全籍陽明之陽為之根、故有轉屬之症也、人知傷寒以陽為主、不知太陰傷寒以陽明為主、

太陰

東垣以有聲無聲分嘔吐非也、嘔吐皆有聲、有物、惟

乾嘔是有聲無物、嘔以水勝、屬乎上焦也、吐以物聲、
屬中焦也、六經皆有嘔、屬少陽、以喜嘔、故吐、屬太陰、
而不屬陽明、亦主輸主內外之分、
太陽以陰為根、而太陰以陽為本、太陽不敢妄汗、尤
恐亡少陰之津也、太陰不敢輕下、恐傷陽明之氣也、
太陰本無下症、因太陽妄下、而陽邪下陷于太陰、因
而有桂枝湯、加芍藥等法、太陰脉弱、知胃氣已動、便
當少加矣、此因裏急後重者不可不用、又不可多用、
故如其可啜耳、

少陰病解第五

少陰一經。兼水火二氣。寒熱雜居。故為病不可捉摹。其寒也症類太陰。其熱也症似太陽。故仲景以微細之病脈。欲寐之病情為提綱。立法于象外。使人求法于病中。凡症之寒熱之真假。仿此義以推之。其陰陽虛寔見矣。

五經提綱、皆是邪氣盛則寔、惟少陰提綱、是指正氣奪則虛者、以少陰為人身之本也、然邪氣之盛亦因正氣之虛、故五經皆有可溫可補症、正氣之奪亦因邪氣之盛、故少陰亦有汗吐下症、要知邪氣盛而正氣已虛者、固本即以逐邪、正不甚虛而邪氣寔者、逐邪

少陰病解

正所以護正此大法也、少陽為陽樞、少陰為陰樞、弦為本〔木〕象、弦而細者、是陽之少也、微為水象、微而細者、陰之少也、此脉氣之相似、衛氣行陽則寤、行陰則寐、其行陽二十五度、常從足少陰之分間、行藏府、少陰病則樞機不利、故欲寐也、与少陽喜嘔者同、嘔者主出、陽主外也、寐者主入、陰主内也、喜嘔是不得嘔、欲寐是不得寐、皆在病人意中、得樞机之象如此、

少陰脉微、不可發汗、亡陽故也、脉細沉數、病為在裏、不可發汗、然可汗之机亦是乎此、夫微為無陽、數則

67

有復陽矣須審其病為在裏而禁汗不得拘沉為在裏而不發汗也發熱脈沉者是病為在表以無裏症故可發汗若脈浮而遲表热裏寒下利清穀是遲而無陽病為在裏又不得以浮為在表而發汗矣要知陰中有陽沉亦可汗陽中有陰浮亦当溫若八九日一身手足本热是自裏達表陽盛陰虛法当滋陰又与二三日無裡症者不作太陰是陽明之裏陽明不悪寒故太陰雖吐利腹痛而無悪寒症少陰是太陽之裡太陽悪寒故少陰吐利必悪寒陰從陽也太陰手足溫者必發煩下利而自

[illegible]陰

愈、是太陽(陰)藉胃脘之陽、少陰吐利、亦必手足溫者可治、手足厥者不治、是下焦之虛寒既侵迫於中宮、而胃脘之陽、仍得敷於四末、始知先天之元陽、仍賴後天之胃氣培植也、

太陽是少陰之標、太陰是少陰之本、少陰陰虛則移熱于膀胱、故一身手足盡熱、而便血從標也、少陰陽虛則移寒于脾、而吐利從本也、

少陰傳陽、症有二、六七日腹脹不大便者、是傳陽明、藏氣實則還之府也、八九日一身手足盡熱者、是傳太陽、陰出之陽、下行極而上也、

68

热在膀胱而便血、亦藏病傳府、此陰乘陽也、然氣病而傷血又陽乘陰也、亦見少陰中樞之象、此是自陰轉陽、与太陽熱結膀胱血自下者、見症同、而病因異、

少陰病脉緊、至七八日、自下利、脉暴微、手足反温、脉緊反去者、雖煩利必自愈、此亦是脾家寔、露出太陽底板、故得与太陰七八日暴煩下利自止同、盖少陰来復之陽微、則雖屬太陰而穢腐自去、盛則轉屬陽明而糟粕不傳、鬱則内寔而入陽明大府腐腸之區、横則外達而偏太陽内外盛血之部、要知緊脉轉微、是復少陰本脉、故轉太陰〔少陰〕而自解、脉沉細数、是無陽脉、

故入陽經而為患、然熱雖甚不死、亦陰自陽則解之變局也、

六經皆有煩躁、而少陰更甚者、以其陰之虛也、蓋陽盛則煩、陰極則躁、煩氣屬、躁屬形、煩發于內、躁見于外、是形從氣動也、先躁而後煩、是氣為形役也、不躁而時自煩、是陽和漸回、故可治、不煩而躁、是五藏之陽已竭、惟魄獨居、故死、故少陰以煩為生机、躁為死兆、

傷寒以陽為主、不特陰症見陽脉者生、亦陰症病見陽症者可治也、凡踡卧四逆、吐利交作、純陰無陽之症、

全賴一陽来復、故反煩者可治、手足反溫者、反發熱者、不死、

太陽少陰、皆有身痛骨節痛之表、水氣為患之裡、太陽則脉浮緊、而身發熱、用麻黄湯發汗、是振營衛之陽以和陰也、少陰之脉沉而手足寒、用附子湯溫補、是扶坎中之陽以配陰也、太陽之水屬上焦、小青龍汗而發之、陽水当從外散也、少陰之水屬下焦、真武湯溫而利之、陰水当從下泄也、

陰陽俱緊、与太陽傷寒相似、夫緊脉為寒、當屬少陰、然病發于陰、不當有汗、反汗出者、陰極似陽、陽虛不

少陰

能藏精所致也、亡陽之前、已先亡陰矣、陽無所依、故
咽痛嘔吐、是陽虚之不劑歸、陰不能藏、故下利不止、
是真陰之欲脱也、則附子湯用三白以滋陰、參附以
回陽、為少陰反本還元之劑、
腎主五液、入以為汗、少陰受病、液不上升、所以陰不
得有汗、仲景治少陰之表、于麻黄細辛中、加附子、是
升陽液而為汗也、若真陰為邪熱所逼、則水隨火越、
故反汗出、仲景治少陰之裡、附子湯中任人參、是補
腎液而止汗也、脉陰陽俱緊、口中氣出條、是少陰經文、
王氏集之脉法中、故諸家議論不一、夫少陰脉絡肺

主鼻故鼻中涕出少陰脈絡舌本故舌上胎滑少陰太絡注諸絡以温足脛故足冷此症不名亡陽者因不汗出内不吐利也口中氣出唇口燥乾鼻中涕出此為内熱陰陽脈緊舌上胎滑踡卧足冷又是内寒此少陰為樞故見寒相持之症而口舌唇鼻之半表半裏恰與少陽之口苦咽乾目眩相應也勿妄治者恐陰陽相持苟清火温補等法用之不當寧靜以待之至七日來復微發熱手足温是陰得陽之解也故八日以上反大發熱再加吐利即是亡陽若其人反加微寒寒甚于表上焦應之必欲嘔矣若加腹痛是

寒甚於裡、中焦受之、必欲利矣、當比陰盛、急當扶陽、庶不為假熱所惑而妄治、但欲寐、即是不得眠、然但欲寐是病情、乃問而知之、不得眠是病形、可望而知之、欲寐是陰虛、不眠是煩躁、故治法不同、

三陽惟少陽無承氣症、三陰惟少陰有承氣症、少陽為陽樞、陽稍虛、便入于陰、故不得妄下、以虛其元氣陽、少陰為陰樞、陽有餘、便傷其陰、故當急下以存其其陰、且少陽屬木、惟畏其尅土、故無下症、少陰主水、更畏有土制、故當急下、蓋真陰不可虛、強陽不可從也、

少陰病、用大承氣急下者、有三病症、得病二日、熱淫于內、腎水不支、因轉屬陽明、胃火上炎、故口燥咽乾也、急下之、穀氣下流、津液得生矣。得病六七日、下之則脹已、（當解不解、津液枯涸、因轉屬陽明、故腹脹不大便、所謂已入于府者、）宜于急下者。六七日來、陰虛已極、恐土實于中、心腎不交耳、若自利純清水、心下痛、口燥舌乾者、是土燥火炎、脾氣不濡、胃氣反厚、水去而穀不去、故宜于急下、

少陰為性命之樞、少陰病、是死生關、故六經中、獨于少陰歷言死症、然少陰中風、始得時、尚有發熱、脈沉可証、若初受傷寒、其（少陰）机甚微、脈細微、但欲寐、口中和、

背惡寒、人已皆不覺其為病也、若身体疼、手足寒、骨節痛、脉浮者此表中陽虛症、心中煩、不得卧、此裡之陰虛症也、若下利咽痛胸滿心煩、与口中氣出、唇口燥乾、鼻中涕出、踡卧足冷、舌上胎滑者、此少陰半表半裏、陰陽駁雜之症也、

脉陰陽俱緊、反汗出、而咽痛吐利者、此陰極似陽、腎陽不歸、為亡陽症也、若至八九日、一身盡熱者、是寒極生熱、腎陽鬱極、而復勝太過也、其腹痛下利、小便不利者、有水火之分、若四肢沉重疼痛、為有水氣、是陽虛而不勝陰也、若便膿血、與泄利下重者、此為火、此

陽邪陷入陰中也、下利清穀、裏寒外熱、手足厥逆、脉微欲絶、身反不惡寒、其人面赤者、是下虚而極陽也、吐利兼作、手足逆冷、煩燥欲死者、是陰極而發躁也、岐伯曰、陰病治陽、陽病治陰、定其中外、各守其鄉、其即仲景治少陰之大法也、

同是惡寒踡卧、利止手足温者可治、利不止、手足逆冷者不治、時自煩欲去衣被者可治、不煩而躁、四逆而脉不至者死、同是吐利、手足不逆冷、反發熱者不死、煩躁四逆者死、同是嘔吐、汗出大便數少者可治、自利煩躁不得卧者死、蓋陰陽互為其根、陰中無陽則

死、獨陰不生故也、

厥陰病解第六

太陰厥陰。皆以裡症為提綱。太陰為陰中之至陰。而主寒。故不滿。厥陰為陰中之陽而主熱。故消渴也。太陰主濕土。土病則氣陷下。濕邪入胃。故腹痛自利。厥陰主相火。火病則氣上逆。火邪入心。故心中疼熱也。太陰腹滿而吐。食不下。厥陰飢不欲食。食即吐蚘。同是食不下。太陰則滿。厥陰則飢。同是一吐。太陰則吐食。厥陰則吐蚘。此又屬土屬木之別也。太陰為開。本自利。而下之則開折。胸下結鞕者。開折反閤也。厥陰為閤。氣上逆。而下之則閤折。利不止者。閤折反開也。兩陰交盡。名曰厥陰。又名陰之絕陽。是厥陰宜無熱矣。然厥陰主肝。而胆藏內。則厥陰熱症。皆少陽相火內發也。要知少陽厥陰。同一相火。相火鬱于內。是厥陰病。相火出于表。為少陽病。少陽咽乾。即厥陰消渴之机。胸脇苦滿。即氣上撞心之兆。心煩即疼熱之初。不欲飲食。是飢不欲食之根。喜嘔即吐蚘之漸。故少陽不解。轉屬厥陰而病危。厥陰病衰。轉少陽而欲愈。如傷寒熱少厥微。指頭寒。不欲食。至熱除欲食。其病愈者是也。

厥陰病解

太陰提綱、是內傷寒、不是外感、厥陰提綱、是溫病、而非傷寒、要知六經各有主症、是仲景傷寒雜病合論旨也、

諸經傷寒無渴症、太陽不惡寒而渴、是溫病矣、雜症矣、惟厥陰傷寒、肝木鬱而不得出、熱甚于內、欲竊母氣以赴之、故渴欲飲水、若不惡寒、當作溫病治之、要知溫乃風木之邪、是厥陰本病、消渴是溫病之本、厥利是溫病之變、內經所謂熱病、皆傷寒之類、此正其類矣、

厥陰消渴、即以水飲之、所以順欲、然少與之、可以平

亢火、多與之、反以益陰邪、當量其其消與不消、恐水漬入胃耳、

渴欲飲水、與飢不欲食、對症、始盡厥陰病情、

手足厥冷、脉微欲絕、是厥陰傷寒之外症、當歸四逆是厥陰傷寒之表藥、夫陰寒如此、而不同姜附者、以肝相火寄于肝位、雖寒而藏不寒、故先厥者、後必發熱、手足愈冷、肝胆愈熱、故厥深熱亦深、所以傷寒初起、脉症如此者、不得遽認為虛寒、妄投姜附以遺患也、

厥者、必發熱、熱與厥相應、熱深厥亦深、熱微厥亦微、此四症、是厥陰傷寒之厥陰定局、先熱後厥、厥熱往來、厥

多熱少、熱多厥少、此四症、是厥陰傷寒之变局、皆因其人陽氣多寡而然。如太陽傷寒亦有已發熱、未發熱之互辭也。

内經之寒熱、二厥、因于内傷、與本論因外邪者不同、内經熱厥、只在足心、是腎水起湧泉之下也、本論熱厥、因熱在肝臟、而手足反寒、故曰厥深熱亦深、内經之寒厥、有寒無熱、本論之寒厥、先厥者、後必發熱、熱勝則生、寒勝則死、此内傷外感之別、

厥陰有晦朔合具之理、陰極陽生、故厥陰傷寒反以陽為主、厥少熱多、是為生陽、故病當愈、厥多熱少、是

為死陰、故病為進、如熱氣有餘者、或便膿血、或發癰
膿、亦與內經熱厥不同、
陰氣起于五指之裏、陽氣起于五指之表、氣血和調、
營衛以行、則陰陽相貫、如環之無端也、厥陰無陽厥
陰病則陰陽不順接、故手足逆冷、若熱少厥微、而指
頭寒、知病可愈、手足反溫者、雖下利必自愈、此陰陽
自和而順接也、盡脉微煩躁、灸厥陰、厥不還者死、是
陰陽之氣絕矣、
本論云、諸四逆厥者、不可下、又曰厥應下之、而反發
汗者、必口傷爛赤、二義不同、當理會上下文、盡諸四
厥陰

逆是指虛寒症言、故曰虛家亦然、應下之、是指單熱、厥言、故曰厥深熱亦深、蓋發汗、只能引火上升、不能逐熱外散、故令口傷、若手足厥冷、脉微欲絕、此時外寒切迫、內熱未起、又當熱發汗、厥而脉微欲絕、是傷寒所起之脉、所謂不可下者是矣、脉滑而厥、是內熱閉鬱之脉、此謂厥應下之、是已、下之是下其熱、非下其寒、泄利下重者、四逆散、欲飲水數升者、白虎湯、此厥陰之下藥、所以下無形之邪也、若以承氣下之、利不止矣、診厥陰病以陽為主、而治厥陰病以陰為主、故當歸四逆、不去芍藥、白頭翁湯重用連柏、烏梅丸用黄連至一斤、又佐黄柏六兩、復脈湯用地黄至一斤、又佐麥冬八兩、要知脈微欲絶、手足厥冷者、雖是陰盛、亦不陽虚、故即可表散外邪、而不可固裏、脈代結、心動悸者、似乎陽虚、寔為陰弱、只可太剤滋陰、而不可温補、所以然者、肝之相火本少陰陽之生氣、而少陽寔出于坎宫之真陰、經曰、陽予之正、陰為之主、又曰、陰虚則無氣、又曰、少火生氣、壯火寔氣、審此、則知治厥陰之理矣、

中州、四肢、皆脾所主、厥陰傷寒、手足逆冷、而又下利、是木尅土也、復發熱者、厥陰下利必自止、火生土也、若肝火

上行逼心、故反汗出、氣上撞心、心不受邪、因而趒之、故但中痛、而喉為痺耳、若發熱而利、汗出不止者死、是陽虛外亡、為有陰無陽、與少陰亡陽同義、若肝火内行而入脾、土火合德、必無汗而利自止、若發熱而利不止、此肝火内陷、血室不寧、故便膿血、若發熱下利至甚、厥不止者死、是土敗木賊、諸陽之本絶也、厥陰傷寒有乘脾乘肺二症、疑似難明、最當為詳辨、一縱刺曰傷寒腹滿譫語、似胃家寔然、脈浮而緊、此肝乘脾也、名曰縱、刺期門、夫腹滿譫語、似胃家寔然、脈浮緊而不潮熱、非陽明脈也、脈法曰、脈浮而緊者、名曰弦、此弦為肝脉矣、内經曰、諸腹脹大、皆屬于熱、又曰、肝氣盛則多言、是腹滿由肝火、肝太而讝語、乃肝氣所發也、木旺則侮其所勝、直犯脾土、故名縱一日傷寒發熱、嗇嗇惡寒、大渴欲飲水、其腹必滿、此肝乘肺也、名曰横、刺期門、夫發熱惡寒、似太陽之表、未經大汗而大渴、非轉屬陽明、未經妄下而腹滿、非轉屬太陰、且頭不痛、胃不實、不下利、斷非三陰症矣、要知發熱惡寒、是肺病、肺虚而肝火乘之、脾畏木邪、水精不上歸于肺、故大渴、肺不能通調水道、故腹滿、是侮所不勝寡于畏也、故名横、一縱（厥陰）而乘脾、一横而乘肺、總是肝有

亢火、當瀉無補、必刺期門隨其實而瀉之、募原清、則三氣皆順、表裏盡解矣、此非汗吐下清利諸法所可治、故宜針、

傷寒陽脉濇、陰脉弦、腹中急痛者、此亦肝乘脾也、故先與小建中安脾、繼與小柴胡疏木、要知小建中、是桂枝湯、加芍藥以平肝、加飴糖以緩急、爲厥陰傷寒驅邪發表和中止痛之神劑也、不差者、中氣虚而不振、邪尚留連、繼以小柴胡補中發表、令木邪直走少陽、使有出路、所謂陰出之陽則愈也、仲景有一症而用兩方者、在太陽先麻黄繼桂枝、是先外後内法、在

厥陰先建中繼柴胡、是先內後外法、亦是令厥陰轉屬少陽之機、

傷寒厥而心下悸者、此亦肝乘肺也、雖不發熱惡寒、亦木實金虛、水氣不利所致、彼腹痛滿者、是水氣在中焦、故刺期门以瀉其實、此水在上焦、故用茯苓甘草湯以發其汗、此方是代水為汗、發邪內散之劑、即厥陰治厥之劑也、

厥陰中風之脈與他經不同、凡脈浮為風、此云不浮為未愈、是厥陰中風脈反沉矣、此木猶陰處、風入地中、木欝不舒、故未愈、微浮是風行地上、草木發陳、復厥

陰風木之常故愈也、凡脉浮為在表沉為在裏厥陰中風其脉既沉其症亦為在裏此熱利下重是厥陰中風也太陽中風下（利）嘔逆是有氣水厥陰中風熱利下重是有火氣故以白頭翁為主以治風芩連為輔以清火佐秦皮以升九升（地）之風則木（肝）欣欣向榮矣下利而渴欲飲水是厥陰之消渴亦中風之煩所致也下利脉沉弦是沉為在裏弦為風脉弦而大是風因火動故利未止微弱數者是風少火微故為自止雖發熱不死者陰出之陽也下利有微熱汗出是中風本症裡症出表則風從外散，故令自愈。欲愈之脉當微浮，若寸脉反浮數，風去而熱不去，尺中自濇者，熱屬陰絡，肝血不藏，必便膿血也。

厥陰中風之熱利，是裏有热。傷寒亦有熱利，是裏有寒，又與厥利不同。厥利是發热則利止，此六七日不利，便發熱而利，汗出不止，是外热内寒，故謂之有陰無陽。要知之内經之舌卷囊縮，是有陽無陰，故熱雖甚而可治。

陰陽易之之為病，本于厥陰之慾火，始也因肝火之動，致傷少陰之精，继也少陰之精不藏，厥陰之火不羈。

所以少陰裡虛陰中拘攣、熱上撞（衝）胸、眼中生花頭重

不欲舉、皆厥陰相火為青頰令無病之人、筋脉形氣

為之一変、此即温疫傳染、遺禍他人之一症也、

傷寒法祖卷下

製方大法第七

凡病有名、有症、有机、有情。如中風、傷寒、温暑、溼痓等類。此為名也。外有頭痛、身熱、腰痛。内有喘咳、煩渴、吐利、脹滿。所謂症也。其間在表、在裏、有汗、無汗、脉沉、脉浮、有力、無力、是其机也。此時惡寒、惡熱、苦滿、喜嘔。能食、不欲食、欲寐、不得臥。或飲水數升。或嗽水不欲嚥。皆病情也。因名立方者。粗工也。據症定方者。中工也。於病症中審病机、察病情者。良工也。仲景製方不拘病

製方大法

之命名。惟求症之切當。知其机得其情。凡中風傷寒雜病。宜主某方。随手拈來。無不合法。此謂醫不執方也。今設仲景方者。皆曰桂枝湯。治中風不治傷寒。麻黄湯。治傷寒不治中風。不知仲景此方主何等症。又不察仲景何症用何等药。只在中風傷寒二症中相較。青龍白虎命名上敷衍。將仲景活方活法。為死方死法矣。

仲景立方。精而不雜。其中以六方為主。諸方從而加减也。凡汗剤。皆本桂枝。吐劑皆本梔豉。攻剤皆本承氣。和剤皆本柴胡。寒劑皆本瀉心。温剤皆本四逆。渾而數之。為一百十三方者。未之審也。

六經各有主治之方。而他經有互相通用之妙。如桂枝麻黃二湯。為太陽營衛設。而陽明之病在營衛者、亦用之。真武湯。為少陰水氣設。而太陽之汗後亡陽者亦用之。四逆湯。為太陰下利清穀設。太陽之脉反沉者亦宜之。五苓散。為太陽消渴水逆設。陽明之飲水多者亦宜之。猪苓湯。為少陰下利設。陽明病小便不利者亦宜之。抵當湯。為太陽瘀血在裏設。陽明之畜血亦用之。瓜蔕散。為陽明胸中痞鞕設。少陰之溫溫欲吐者亦用之。今是症。便用是方。方各有經。而用

製方

可不拘。是仲景法也仲景立方。只有表裏寒熱虛寔之不同。並無傷寒雜病中風之分別。且風寒有兩湯迭用之妙。表裏有兩方更換之竒。或以全方取勝。或以加減奏功。前人論方不論症。故反以仲景方為難用耳。

桂枝汗劑中第一品也、麻黃之性、直達皮毛、生姜之性、橫散肌肉、故桂枝佐麻黃、則開玄府而逐衛分之邪、令無汗者有汗而解、故曰發汗、桂枝率生姜、則開腠理而驅營分之邪、令有汗者復汗而解、故曰解肌、解肌、解肌肉之邪也、正在營分、何立三綱者、反云麻黃主營、桂枝主衛耶、麻黃湯、不言解肌、而肌未嘗不解、桂枝湯之解肌、正所以發汗、要知桂枝麻黃是發汗分淺深之法、不得以發汗獨歸麻黃、不得以解肌与發汗對講、前人論方不論藥、祇以二方為談論柄、而置之不用也、

凡風寒中人、不在營衛、即在腠理、仲景製桂枝湯、調和營衛、製柴胡湯、調和腠理、觀六經症、知仲景獨出桂枝症、柴胡症之稱、見二方任重、不可拘于經也、惟太陽統諸陽之氣、六經表症咸屬于太陽、故柴胡湯、得與桂枝湯對待于太陽之部、桂枝本為太陽風寒

設凡六經初感之邪、未離營衛者悉宜之仲景一書

（柴胡本為少陽半表設凡三陽在表之邪近在腠理者悉宜之）

最重二方、所以自為桂枝註釋、又為小柴胡註釋、桂枝有疑似症、柴胡亦有疑似症、桂枝有壞症、柴胡亦有壞症、桂枝症罷、桂枝不中與矣、而隨症治法、仍不離桂枝方加減、柴胡症罷、柴胡不中與矣、而設救（法）逆、仍不出柴胡湯加減、

麻黃湯症、熱全在表、桂枝之自汗、大青龍之煩躁、皆無裡熱、仲景於表劑中、便用寒涼以清裏、自汗是煩之兆、躁煩之徵、（是躁）汗出則煩得外泄、故躁（不）宜用微寒酸苦之味以和之、汗不出、則煩不得泄、故躁、宜用大寒

竪重之品以清之、夫芍藥石羔是裏藥、令人見入表剤中、不表中有裏、曰生疑畏、當用不用、至熱、併陽明、而班黄狂亂、是不任大青龍之故也、仲景于太陽經中、用石羔以清胃火、是預保陽明之着加姜棗以培中氣、又慮夫轉属太陰矣、

青龍柴胡、皆是兩解表裡之剤、小之青龍在裡症、小柴胡重在表症、故小青龍加减麻黄可去、小柴胡加減柴胡獨存、蓋小青龍重在半裏之水、小柴胡重在半表之熱也、

小青龍、治傷寒未解之水氣、故用温剤汗而発之、十

棗湯、治中風已解之水氣故用寒劑引而竭之此寒水風水之異治也小青龍之水動而不居、五苓散之水、留而不行、十棗湯之水、縱横不羈、大陷胸之水、痞鞕堅滿、真武之水、四肢沉重、水氣為患、不同、所以治法各異、

林億云、瀉心本名理中黄連人參湯、盖瀉心療痞、正是理中處、当知仲景用理中有寒熱兩法、一以扶陽、一以益陰也、

邪在營衛之間、惟汗是其出路、故立麻黄桂枝二方、邪在胸腹之間、惟吐是其出路、故立瓜蒂梔豉二方、

瓜蒂散、主胸中痞鞕、治在上焦、梔豉湯、主在腹滿而喘、治兼中焦、猶麻黃主皮膚、桂枝湯之主肌肉也、瓜蒂散峻劑也、猶如麻黃湯之不可輕用、梔豉湯輕劑也、猶桂枝湯可更用也、而無妨、故太陽表劑、多從桂枝加減、陽明表劑、多從梔子湯加減、陽明用梔子、猶太陽用桂枝、既可用之以驅邪、即可用之以救逆、令人但知汗為解表、而不知吐亦為解表、知吐中便能發散之說、不知所以當吐之義、故于仲景大法中、取其汗下遺其吐法耳、

少陽為樞、不全在裏、不全在表、仲景本意重裏、而柴

胡所主、又在半表、故必見半表病情、乃得從柴胡加減、如悉入在裏、則柴胡非其任矣、故柴胡稱解表之方、

小柴胡雖治在半表、實以理三焦之氣、所以稱樞机之剂、如胸滿胸中煩、心煩、心下悸、喜嘔、喝噦、是上焦無開發之机也、腹痛、脇下痞鞕、不欲飲食、是中焦廢轉運之職也、小便不利、是下焦失決瀆之任也、皆因邪氣與正氣相搏、而然、用人參扶三焦之正氣、壯其樞耳、

四逆為太陰主方、而諸經可以互用、在太陰本經、因

本以逐邪也、用于少陰、溫土以制水也、用於厥陰、和土以生木也、用於太陽、益火以扶陽元也、惟陽明胃寔、少陽相火、非所宜耳、

少陰病四五日、腹痛、小便不利、下利不止、若四肢沉重疼痛者、為下焦水鬱、用真武湯、是引火歸元法、若便膿血者、為下焦火鬱、用桃花湯、是升陽散火法、此因坎中陽虛、不得以小便不利作熱治、

少陰病、二三日、心中煩、不得臥者、病本在心、法當滋離中之真水、隨其勢之潤下、故君黃連之苦寒以泄之、四五日小便不利、下膿血者、病本在腎、法當升坎

中之少陽、順其性之變上、故佐乾姜之苦溫以法之
此伏明之火与升明之火不同治、
少陰心煩欲寐、五六日欲吐不吐、自利而渴、小便色
白者、是下焦虛寒、不能制火、宜真武湯、以溫下焦之
腎水、下利六七日、欬而嘔渴、心煩不眠、是上焦虛熱、
水精不布、宜豬苓以通上焦之津液、
厥陰下利、用白頭翁湯、升陽散火、是火鬱達之也、制
烏梅丸以救火、是曲直作酸之義、佐苦寒以和陰、主
溫補以存陽、是肝家調氣之法也、烏梅丸、治傷寒之厥
利與久利、故半兼溫補、白頭翁湯、主中風之熱利与

下重、故專于凉散、
小柴胡、為少陽主方、烏梅丸、為厥陰主方、二方雖不同、而寒温互用、攻補兼施之法相合者、以藏府相連、經絡相貫、風木合氣、同司相火故也、其中皆用人參、補中氣以固本逐邪、而他味俱不相襲者、因陰陽異位、陽宜升散、故主以柴胡、陰宜收降、故主以烏梅、陽主熱、故重在寒凉、陰主寒、故重用辛熱、陽以動為用、故湯以蕩之、其症變幻不常、故柴胡有加法、陰以靜為體、故丸以緩之、其症有定局、故烏梅無加減法也、
手足厥逆之症、有寒有熱、有表有裏、四逆散、解少陰

之裏熱、當歸四逆散、散厥陰之表寒、通脉四逆挽少陰真陽之將亡、茯苓四逆、留太陽真陰之欲脫、四方更有輕重淺深之別也、

按發表攻裏、乃禦邪之長技、蓋表症皆因風寒、如表藥用寒凉、則表熱退、而中寒又起、所以表藥、必用桂枝、發表不遠熱也、

然此為太陽表熱言耳、如陽明少陽之發熱、則當用柴芩梔豉之類、主之裡熱、皆因鬱熱、下藥不用苦寒、則瘀熱不除、而邪無出路、所以攻劑必用大黃、攻裏不遠寒也、然此為陽明胃熱言耳、如惡寒痞鞕、陽虛

陰結者、又當以姜附巴豆之類溫之矣、麻黃桂枝、太陽陽明表之表藥、瓜蒂梔豉、陽明裏之表藥、小柴胡、少陽半表之全藥、太陰表藥、桂枝湯、少陰表藥、麻黃附子細辛湯、厥陰表藥、當歸四逆湯、六經之用表藥、為六經風寒之出路也、

膀胱主水、為太陽之裏、十棗五苓、為太陽水道之下藥、胃府主穀、為陽明之裏、三承氣、為陽明穀道之下藥、胆府主氣、為少陽之裏、大柴胡、為少陽氣分之下藥、此三陽之下藥、三陽寔邪之出路也、

大腸小腸、俱屬於胃、胃家寔、則二腸俱寔矣、若三陽

之、則調胃承氣、胃家之下藥、小承氣、小腸之下藥、大承氣、大腸之下藥、戊為燥土、庚為燥金、故加芒硝以潤之也、

桂枝加大黃、太陽轉屬陽明之下藥、桂枝加芍藥、太陽轉屬太陰之下藥、凡下劑兼表藥者、以未離于表也、柴胡加芒硝湯、少陽轉屬陽明之下藥、大柴胡下少陽無形之邪、柴胡加芒硝、下少陽有形之邪、桂枝加芍藥、下太陰無形之邪、三物白散、下太陰有形之邪、四逆散、下少陰厥陰無形之邪、承氣、下諸經有形之邪也、下劑之輕者、只用氣分藥、下劑之重者、兼用

血分藥、酸苦湧泄、下剤之輕者、故芍藥枳寔為輕剤、鹹苦湧泄、下剤之重者、故大黄芒硝為重剤、仲景用攻下二字、不專指大便、凡與桂枝湯、欲攻其表、此指發汗言、表解者乃可攻之、指利水言、有熱屬藏者攻之、指清火言、寒湿在裡不可下、指利水言、以有熱故也、當以法下之、指清火言也、仲景下剤、只重在湯、故曰醫以丸藥下之、非其治也、觀陷胸抵當二丸、仍用水煮、是丸復為湯、化而連滓服、則勢力更猛、於湯散矣、當知仲景方以銖両分数者、非外感方、丸藥如梧桐子大、每服数十丸者、不是治

外感法、

仲景製方療病、隨立方禁於後、使人受其功、不蹈其弊也、如用發表藥、一服汗者、停後服、若脉浮緊、發熱、汗出者、不可與桂枝、若脉微弱、汗出惡風者、不可服大青龍、脉浮發熱無汗、表不解者、不可與白虎、諸亡血虛者、不可與瓜蒂、病人舊微溏者、不可與梔豉子、陽明病汗多者、不可與豬苓湯、外未解、其熱不潮者、未可與承氣、嘔家不可與建中、觀種種方禁、當知仲景立方、慎重之心也、

仲景加减中有深意、如腹中痛者、少陽加芍藥、少陰

加附子、太陰加人參、如心下悸者、少陰加桂枝、少陽加茯苓、若渴者、太陽加括蔞根、人參、太陰加白朮、仲景于加減中、分陰陽表裏如此、故細審仲景方、知隨症立方之妙、理會仲景加減法、知其用藥取藥之精、小青龍設或然五症、加減法內、即備五方、小柴胡設或然七症、即加減七方、要知仲景有主治之方、如桂枝麻黃等湯方是也、有方外之方、如桂枝湯、加附子、加大黃是也、有方內之方、如青龍真武輩之有加減是也、仲景書、法外有法、方外有方、何得以三百九十七法、一百一十三方拘之也耶、昔岐伯創之方以制病、仲景更窮其病之變幻，而盡其精微，如發表攻裏，乃遂邪大法，而發表攻裏之方，各有大小，如小青龍、柴胡、陷胸、承氣是也。夫發表既有麻黃、桂枝方矣，然有裏邪夾表而見者，治表不及裏，非法也，而裏邪又有夾寒夾熱之不同，故製小青龍，以治表熱裏寒，製大青龍，以治表寒裡熱，是表中更兼解裏，必如壞病之先裏後表、先表後裏之再計也。然大青龍即麻桂二湯之變，祇足以解營之表，不足以驅腠理之邪，且邪留腠理之間，半表之往來寒熱雖同，而半表又有夾虛夾寔之懸殊，因製小柴胡以防半裏之虛，大柴胡以

90

除半裏之寔、是表中便見和裏、豈若後人先攻後補、先補後攻之斟酌也、攻裏既有調胃承氣矣、然裏邪在上焦者、有夹水痰之異、在中焦者、有初鞕後溏、燥屎定鞕之分、非調胃一劑所能平也、因製小陷胸、以清胸膈之痰、大陷胸以下胸膈之水、小承氣以試胃家之失氣、大承氣以攻腸胃之燥屎、方有分寸、邪去而元氣無傷、不致有顧此遺彼、太過不及之患也、按發表攻裏之方、各有緩急之法、如麻黃湯、大承氣、汗下之急劑也、桂枝、即發表之緩劑、用桂枝諸法、是緩汗中更有輕重矣、小承氣、下藥之緩劑也、曰少與之、令小安、曰微和胃氣、曰不轉失氣者令更與之其調胃承氣、則下劑之尤緩者也、曰少少溫服之、且不用氣分藥、更加甘艸、是緩下中亦有差別矣、若夫奇偶之法、諸方既已備見、桂枝麻二方、各半之偶、桂枝二麻黃一之奇、是偶奇中各有淺深也、服桂枝湯已、須更吃稀粥為複方矣、而更有取小柴胡後服一升加芒硝之複、是複方中又分汗下二法矣、若白散之用複方更異、不利進熱粥一盃、利不止、進冷粥一盃、是一粥又寓熱瀉冷補之二法也、病有虛實相關、寒熱夾雜、有時藥力所不能到者、仲景或鍼或灸以治、自後世鍼藥分為兩途、豈知古人刺藥相須之理、按岐伯風厥表裏刺之飲之以湯、故仲景治太陽中風、服桂枝湯反煩不解者、刺風池、風府、復與桂枝湯而愈、陽明中風刺之差、如外不解、脉弦浮者、與小柴胡、脉但浮無餘症者、與麻黄湯、吾故曰仲景治法悉本內經、先聖後聖、其揆一也、

仲景方、備十劑之法、輕可散實、麻黄葛根諸湯是已、宣可決壅、梔豉瓜蒂二方是已、通可行滯、五苓十棗之屬是已、濇可固脫、赤石脂、桃花湯是已、補可扶弱、

附子理中丸是已、重可鎮怯禹餘粮代赭石是已、濕可潤燥、黄連阿膠湯是已、燥可去濕、麻黄連翹赤小豆湯是已、寒能勝熱、白虎黄連湯是已、熱可制寒、白通四逆諸湯是已、

傷寒法祖卷下終

大方脉

大方脉

《大方脉》不分卷，清孤抄本，一册。無序跋、目録，撰者不詳。《中國中醫古籍總目》載上海辭書出版社藏有清代醫家鄭玉壇所撰《大方脉》，成書于一七九五年。鄭玉壇，字彤園，清乾隆至嘉慶年間湖南長沙金井人。生平不詳。少時好學，尤好習醫，根據《醫宗金鑒》，撰成《大方脉》六卷、《幼科心法集解》四卷、《彤園婦科》六卷、《外科圖形脉證》六卷，合爲《鄭氏彤園醫書四種》。其中《大方脉》，又名《彤園初集》，卷一爲《傷寒心法集解》，卷二爲《傷寒辨證法》，卷三、卷四爲《雜病心法集解》，卷五、卷六爲《傷寒雜病醫方合編》。此抄本與其内容并無相關，可知非同一種書。書中『弦』缺筆避諱，但不嚴格。是書正文首葉有『慨竹軒』『中華書局圖書館藏書』印，因非彩色影印，去色後致使原印不彰，而『慨竹軒』無考。書高二十三厘米，寬二十厘米。

是書分載《主病二十七脉》《驗舌法》《方論摘凡》《傷寒病症察病人色法》《治時症》五篇。《主病二十七脉》篇，首載浮脉、沉脉、遲脉、數脉、滑脉、澀脉、代脉等二十七種脉象的脉形、主病，并在『代脉』後增載『止脉』；其後載《十二經絡》《五臟見浮沉遲數主病》。《驗舌法》篇，載白胎舌、將瘟舌、中焙舌、生班舌、紅暈舌、人裂舌、蟲碎舌、裏黑舌等二十八種，論述不同舌象之舌質、舌苔，以及産生此舌象的病因病機，并載該證方藥，如白胎舌之小柴胡湯、淡紅舌之五苓散、黑尖舌之竹葉石膏湯、厥陰舌之理中湯等；後載《藥引撮記》：『心經，小麥竹葉；肝經，烏梅、穿山甲；脾經，檳榔、草果；肺經，麻黄、秫米；腎經，龍骨、附子』。《方論摘凡》篇，按照太陰肺金、厥陰經木肝、太陽經水膀胱、少陰經火心、太陰經土脾五類，分載瀉白散、安榮散、滋燥養榮湯、秦艽扶羸散、利膈湯、越鞠丸等二十六方，包括主治病症、方藥組成、方義解析以及加減運用等。《傷寒病症察病人色法》篇，論述面部『青赤黄白黑』五色主病。《治時症》載參蘇飲、香蘇飲二方。

是書篇目簡單，分載脉象、舌象、方論以及望面色等。其中對二十七種脉象的論述，與《瀕湖脉學》諸多相似，尤其是主病詩，幾近一致；二十八種舌象的載録與《敖氏傷寒金鏡録》相似。書中所論方藥多爲經方及常用方，可供臨證參閲。

（熊 俊）

目録

大方脉

主病二十七脉

○○浮脉 陽金 舉之有餘○按之不足○浮而極有力○謂之革○

浮脉為陽表病居○浮風 数熱 緊寒○拘浮而有力多風熱○無力而浮是血虚○

寸○浮頭痛○眩生風○或有風痰○聚在胸○關○上○土衰○兼木旺○尺○中溲便○不○流通○

浮脉為陽○其病在表○寸浮傷風○頭痛鼻塞○在(左)關浮者○風在中焦○右關浮者風痰在鬲○尺部得之○下焦風熱○小便不利○大便秘濇○

浮脉主表○有力表實○無力表虚○浮遲中風○浮数風熱○浮緊風寒○浮緩風濕○浮虚傷暑○浮芤失血○浮洪虚熱○

○○沉脉 陰水 重手按至筋骨乃得○沉而無力謂之弱○

沉潛水蓄陰經病，數熱遲寒滑有痰。無力而沉虛與
氣，沉而有力積兼寒。
寸沉痰鬱水停胸，關主中寒痛不通。尺部濁遺并
瀉痢，腎虛腰及下元痛。
沉脈主裏。沉數內熱。沉遲內寒。沉滑痰食。
沉濇氣鬱。沉弱寒熱。沉緩寒濕。沉緊冷痛。
沉牢冷積。沉實熱極。

○○遲脈 陰土 一息三至，去來極慢。
黎氏曰：遲類緩，但遲小而實，緩大而慢。遲為陰盛陽衰，
緩為衛盛榮弱。
遲司臟病或多痰，沉痼癥瘕仔細看。有力而遲為冷
痛，遲而無力定虛寒。
寸遲必是上焦寒，關主中寒痛不堪。尺是腎虛腰脚

重。溲便不禁。疝牽丸。

遅脉主臓。　浮遅表寒。　沉遅裏寒。　有力為痛。　無力虚寒。

○○数脉　陽火　一息六至。

数脉為陽熱可知。只将君相火来醫。實宜涼瀉虚温補。肺病秋深却畏之。

寸。数。咽。喉。口。舌瘡。吐血。咳。嗽。肺生瘍。當關。胃火并肝。火。尺屬滋陰降火湯。

数脉主肺。　有力實火。　無力虚火。　浮数表熱。　沉数裏熱。　氣口数實肺癰。　数虚肺痿。　又肺与肝俱浮数則生瘡也。

○○滑脉　陽　往来流利。替替然如珠之應指。　主痰飲。

寸。滑膈。痰生。嘔。溢吐。酸。舌強。或咳。嗽。當關。宿食。肝脾熱。渴。痢。癩。淋看兩尺部。

浮滑風痰。 沉滑食痰。 滑數火痰。 滑短宿食

瘡疽之病。膿未潰者宜内消。 膿潰之後宜托裏也。

○○濇脉 陰金

濇脉細而遲。往來難。短且散。或一止復來。叁伍不調。

薛立齋云。按之則散而復來。舉之則細而不足。洵叁

狀如輕刀括竹。言氣血不流利也。故与滑對。然濇有

輕重不同。至于微濇則難矣。

濇緣血少或傷精。反胃亡陽汗雨淋。寒湿入營為血

痺。女人非孕即無經。

寸濇心虛痛對胸。胃虛脇脹察關中。尺為精血俱

傷候。腸結溲淋或下紅。

濇主血少精枯之病。女人有孕則胎病。無孕則血散。

杜康庭云。濇脉獨見尺中。（見細數不治。）形同代為死候死脉。

○○虛脉 陰

浮中沉三部俱無力。謂之虛脉。

虛脉遲大而軟，按之無力，隱指豁豁然空。經曰：血虛脉虛。

虛○崔紫虛云：形大力薄，其虛可知。又曰：久病脉虛者死。

脉虛身熱是傷暑。

脉虛身熱為傷暑，自汗怔忡驚悸多。（君忌心動也）發熱陰虛須早治，養榮益血莫蹉跎。

血不榮心寸口虛，關中腹脹食難舒。骨蒸痿痺傷精血，却在神門兩部居。

虛主血虛，又主傷暑。左寸心虧，驚悸怔忡；右寸肺虧，自汗氣怯。左關肝傷，血不榮筋；右關脾寒，食不消化；左尺水衰，腰膝痿痺；右尺火衰，寒證蜂起。

瘡疽脉虛，宜托裏以和養氣血。

○○實脉　陽　浮中沉三部俱有力，謂之寔脉。

寔脉為浮沉皆得，大而長，按之應指愊愊然而強，主熱蘊三焦。

寔脉為陽火鬱成，發狂譫語吐頻頻，或為陽毒或傷食。大便不通或氣疼。

寸。寔。應。知。面。熱。風。咽。疼。舌。强。氣。填。胸。當。關。脾。熱。中。

宫。濡。尺。寔。腰。腸痛。不。通。

血寔脉寔。火熱壅結。左寸心勞。舌强氣湧。右寸肺病。嘔逆

咽疼。 左關見寔。肝火脇痛。 右關見寔。中滿氣疼。 左尺見寔

便閉腹疼。 右尺見寔。相火亢逆。

經曰邪、氣、勝、則實。久病虚人。得此最忌。瘖腫得此。急宜下也。

以邪氣与臟腑俱寔故也。

○○長脉 陽

長脉不大不小。迢迢自若。如循長竿。末稍為平。 如引繩。如循長竿為病。 ○長有三部之長。一部之長。在時為春。應乎肝。心脉長。神强氣壯。腎脉長。蒂固根深。經曰。長則氣治。傷寒得之。欲汗出而解也。長而緩者胃脉也。百病皆愈。

長脉迢迢大小匀。反常為病似牽繩。若非陽毒癲癇病。即

是陽明熱勢深。

長主有餘。氣逆火盛。左寸見長。君火為病。右寸見長。滿逆為定。左關見長。木寔之殃。右關見寔長。土鬱脹悶。左尺見長。奔豚沖競。右尺見長。相火專令。

長主有餘之病。寔逆牢弦緊。皆兼長脉。

8短脉 陰

短脉。按之不及本位。應指而廻。不能滿部。

長脉屬肝。宜于春。短脉屬肺。宜于秋。戴同父云。短脉只見于尺寸。若關中見短。上不通寸。下不通尺。是陰陽絕脉。必死矣。經曰。長則氣治。短則氣病。又短則無胃氣。諸病脉短難治。

短脉惟于尺寸尋。短而滑數。酒傷神。浮為血濇。沉為痞。寸主頭疼。尺腹疼。

短主不及。旹為氣虛症。短居左寸。心神不定。短居右寸。肺虛頭疼。短在左關。肝氣有傷。短在右關。膈間為殃。左尺見短。少腹必痛。右尺見短。真火不隆。

脉短主不及之病。濇微動結，皆短脉。瘡疽脉短，真氣虛也。

○○洪脉　陽

洪脉指下極大，來應指而盛，下去減力而衰。洪而有力為實

應夏時，為陽盛陰虛。泄痢失血久嗽者忌之。

脉洪陽盛應血虛，相火炎炎熱病居。脹滿胃反須早治，陰

虛血痢可愁如。

寸洪心火上焦炎，肺脉洪時金不堪。肝火胃虛關内

察，腎虛陰火尺中看。

洪為盛滿氣壅火亢。　左寸洪大心煩舌破　右寸洪大

胸滿氣逆　左關見洪肝木太過　右關見洪脾土脹熱

左尺洪大水枯便難　右尺洪大龍火燔灼

經曰：形瘦脉大多氣者死。又曰：脉大則病進。瘡疽之病進

也，膿未成者宜下之，潰後見洪大則難治，若自利不可救也。

○○微脉　陰　浮中沉三部無加，按之且小，似有似無，謂之微脉。

微脉極細而軟。按之如欲絕若有若無。輕手即見。按之如欲絕者微也。往來如線而常有者。細也。仲景曰：瞥瞥如羹上肥者。陽氣微。縈縈如蜘蛛絲細者。陰氣微。久病得之死。卒病得之生。

氣血微兮脉亦微。惡寒發熱汗淋漓。男為勞極諸虛候。女作崩中帶下醫。

微脉模糊。氣血大衰。左寸驚怯。右寸氣促。左關寒攣。右關胃冷。左尺得微。髓絕精枯。右尺得微。陽衰命絕。陽微惡寒。陰微發熱。惟瘧疽潰。微脉微而匀自瘥也。

緊脉

緊脉來往有力。左右彈人手。如轉索無常。數如切繩。乃熱為寒束之脉。外寒束內熱。正與邪爭。故急數如此。

緊為主痛。主寒。喘。嗽。風癇。吐冷。痰。浮緊表裡須發熱。沉緊溫散自安然。

寸緊人迎氣口分。當關心腹痛沉沉。尺中有緊為陰冷。定是奔豚與疝疼。

諸緊為寒為痛。浮緊表寒。沉緊裡寒。人迎緊盛傷於寒。氣口緊盛傷于食。中惡浮緊。咳嗽沉緊。皆主死。凡瘡腫得緊。氣血澀寒。亦主痛。

○○緩脈 陰

緩脈輕按稍駛于遲。一息四至。如絲在經。不卷其軸。往來甚勻。如微風輕颭柳梢。

緩脈營衰衛有餘。或風（浮）或濕（沉）或脾虛（澀）。上為項強下痿痹。分別浮沉大小區。

寸緩風邪項背拘。關為風眩胃家虛。神門濡（濕）泄或風（風）秘。或是蹣跚足力迂。

緩宜四季。本為脾脈。陽寸陰尺。上下同等。浮大而軟。無有偏勝者。平脈也。若非其時。即為有病。浮緩為風。沉緩為濕。緩大風虛。緩細脾濕。緩澀脾虛。緩弱氣虛。

脉見長緩。百病自瘳。凡瘡腫潰後其脉濇遲而微緩者易愈。以其脉病相應。是有胃氣也。若未潰見此有邪也。爲不足。

○○芤脉　陽中陰

浮、沉有。加中、取無。加狀如葱管。謂之芤。

芤脉浮大而軟。按之中央空。兩邊實。戴同父云。榮行脉中。脉以血爲形。芤脉中空。脱血之象也。脉經曰。三部脉芤長病得之死。卒病得之生。

寸芤積血在于胸。關位逢芤腸胃癰。尺部見之多下血。赤淋紅痢漏崩中。

瘡腫之病。診得芤脉。膿潰易愈。以其脉病相應也。

○○弦脉　陽中陰

弦脉端直以長。按之不移。綽綽如按琴瑟弦。從中直過。挺然指下。

弦脉東方肝膽經。飲痰寒熱瘧纏身。浮沉遲數分表裏。大小雙單有重輕。

寸弦頭痛膈多痰。寒熱癥瘕察左關。右關胃寒心腹痛。

尺中。陰。疝。脚。拘攣。
浮弦支飲外溢。 沉弦懸飲內痛。 瘧脉自弦。 弦、數多、熱、
弦、遲多、寒。 弦、大主虛。 弦細、拘急。 陽弦頭、痛 陰、弦
腹、痛。 單、弦飲癖。 雙、弦、寒、痼。 若不飲者木來尅土難治。
澗曰、夫肝木也。胡為乎倐為寒。倐為熱。其、母則寒、水其子
則心火子母本通一性。子乘則數而熱。母助則遲而寒。嘗觀
之江濤。水湧則風起。水平則風熄。是風起水逸。浮弦而支
飲外溢也。沉弦則內痛。沉、為水。而弦則、木挾其中。此中宮
之所以成寒逆。而為懸飲內痛也。。春脉浮弦而平。不時見
則為飲為痛。主寒、主虛。。瘧疸論曰弦洪相搏。外寒內熱
欲發瘧疸也。

。。革脉 陰 革脉弦而芤。如按鼓皮。。仲景曰、弦則為寒。芤
則為虛。寒、相搏其名曰革。。吳草廬曰、若鼓皮而如、不
動者革也。若豆粒而搖、不定者動也。。澗曰、謂浮大而軟。
出而不返也。有表無裏。故病進則危

革脉形如按鼓皮。芤弦相合脉寒虚。女人半産并崩漏。男子營虚或夢遺。

革主表寒。亦属中虚。左寸之革。心血虚痛。右寸之革。金衰氣壅。左関遇革。疝瘕為祟。右関遇革。土虚為疼。

脉経曰三部脉革。長病得之死。卒病得之生。

○○牢脉　陰中陽　似沉似伏。寔大而長微弦。

沈氏曰似沉似伏。牢之位也。寔大弦長。牢之体也。○扁鵲曰牢而長者肝也。○仲景曰寒則堅牢。主寒熱之病。不寔則為痛。

○沉而極有力者。謂之牢脉。

寒則牢堅裡有餘。腹心疼痛木乗脾。疝癲癥瘕何愁也。失血陰虚却忌之。

失血者脉宜沉細。反浮大而牢者死。虚病見寔脉也。若瘰癧結腫。診得牢脉者。不可内消也。

○○濡脉　陰中陽

濡脉極軟而浮細。如綿浮水中。輕手可得。○病後産中猶可治。若平人見之是無根。浮而無力謂之濡脉。

濡爲亡血陰虛病，髓海丹田暗已虧。汗雨夜來蒸入骨，血山崩倒濕侵脾。

寸濡陽微自汗多，關中其奈氣虛何。尺傷精血虛寒甚，溫補真陰可起疴。

主血虛盜汗，未傳則骨蒸也。又爲傷濕。洶曰濕鬱生熱，熱甚氣傷，故脉象應尔也。瘡腫得之宜補托。

〇〇弱脉 陰　弱脉極軟而沉細，按之乃得，舉手有無。

弱乃濡之沉者。素問曰、脉弱以滑，是有胃氣；脉弱以濇，是謂久病。病後老弱見之順，平人少年見之逆。

陰

弱脉虛陽氣衰，惡寒發熱骨筋萎，多驚多汗精神減，益氣調營及早醫。

寸弱陽虛病可知，關爲胃弱與脾衰。欲求陽陷陰虛病，須把神門兩部居。

仲景曰陽陥入陰故惡寒發熱○洄曰是外無氣以衛故惡寒、
内陥陽而發熱也○経曰陰虚陽必湊之
柳氏曰氣虚脉弱寸弱陽虚尺弱陰虚關弱胃虚○又曰陽浮
陰弱○洄曰陽浮陰弱即所云陰血虚則陽無所依而浮散于外也○
是故可尋而不可按者謂内虚也○経云血虚筋急化極見本也○真氣
虚則脉緊○真氣維何○謂元氣也○元氣即腎間動氣若減其精則
元氣焉得不虚○元氣虚則化竭而見本也○緊、素問謂之急○、弦弓
緊○木之本象也○脉、血之府也○血肝所藏也○血虚脉亦虚惟虚而見
緊○如所云革脉○謂浮大而軟○式虚脉畧兼應指而弦耳○斷之曰主亡
精失血夫亡血失精○正化竭也○
仲景曰微弱之脉綿綿如瀉漆之絶者○亡其血也○其主氣血俱虚○
形精不足○大抵瘡家沉遲濡弱○皆宜托裏○

○○散脉　陰　浮中沉三部無力○按之且大○渙漫不收○謂之散○
散脉尋之則大而無力○按之則散而欲去○有表無裡○渙漫不收○
無統紀○無拘束○至數不齊○○戴同父云心脉浮大而散○肺脉短
濇而散○平脉也○
左○手○怔○忡○右○手○汗○溢○飲○左關應○爽○散○右關○軟○散○胻○胕○腫○散○居

兩尺魂應斷
心脈耎散怔忡肺脈耎散汗出肝脈耎散溢飲脾脈耎散胻腫
病也腎脈耎散精氣脫也諸病脈代散者死難經曰散脈獨見
則危
柳氏曰散為血氣俱衰根本脫離之脈産婦得之生孕婦得之
墮洵曰所謂陣痛連腰脈離經者其胎即下是也孕婦得之墮
本弱不任繫也久病逢之不必醫

細脈 陰

細小於微而常有細直而軟若絲線之應指
脈經曰細為血少氣衰唯吐血得沉細者生憂勞過度脈亦細
細脈縈縈血氣衰諸虛勞損七情乖若非濕氣侵腰半即是傷
精汗泄來
寸細應知嘔吐頻入關腹脹胃虛形尺逢定是丹田冷泄痢
遺精號脫陰
瘡疽之病脈來沉而細此裡虛而欲變症也

○○伏脉　陰　伏脉重按至骨。指下裁動。脉行筋下。

主霍亂吐瀉停食畜飲為元衰無火。土弱不運。三焦寒逆故也。

伏為霍亂吐頻々。腹痛多因宿食停。畜飲老痰多積聚。散寒温裏莫因循。

食鬱胸中。雙寸伏。欲吐不吐常兀々。當關腹痛困沉々。關後疝疼還破腹。

傷寒欲汗陽將解。厥逆臍疼症屬陰。若一手脉伏曰單伏。兩手脉伏曰双伏。不可以陽症見陰為準。乃火邪內鬱。不得發越。陽極似陰。故脉伏。必有大汗而解。正如久旱將雨。六合陰晦。雨後庶物皆蘇之義。陰症謂夹陰傷寒。先有伏陰在內。外復感寒。陰盛陽衰。四肢厥逆。六脉沉伏。須投薑附及灸關元。脉乃復出也。若太溪衝陽皆無脉者必死。

○○動脉　陽　動乃數脉見于關。上下無頭尾。如豆大。厥々動搖。

仲景曰、陰陽相搏。故名動。々於陽則陽虛而發厥。動于陰則陰虛而發熱。又曰、陽動則汗出。陰動則發熱。○成無已曰、陰陽相搏則

虛者動○故陽虛則陽動○陰虛則陰動○龐安常曰關前三分為陽關後三、分為陰○關後半陰半陽也○

動脉專司痛與驚○汗因陽動熱因陰○或為洩痢拘攣病○男子亡精女子崩○

洄曰痛驚因心血虛少所致○素問曰陰虛陽搏謂之崩○婦人手少陰動甚者○妊子也○

○○促脉　陽

促脉来、去数、時一止復来○如蹶之趣○徐疾不常○主陽盛之病○促結非無因○有氣血痰食飲五者之別一有留滯則脉必見止也○

促脉惟將火病醫○其因有五細推之○時時喘渴皆痰積或發狂斑与毒疽○

仲景曰陽盛則促○主熱蓄于裡也○下之則和○癰疽脉促亦然

洄曰關尺之脉不見○而止見寸口之脉○促急併上魚際者○亦促也此但熱甚氣盛所致○非有痰飲五者所滯○故亦無数時一止之象也

○○結脉　陰

結脉往来緩時一止復来

主陰盛之病浮結氣滯沉為積○越人曰結甚則積甚結微則
積微
結脉皆因氣血凝老痰結滞 若沉吟内生積聚外癰腫疝瘕
為殃病屬陰
經曰促結則生代則死○仲景曰有纍纍如循長竿曰結陰言
陰氣結于内也藹藹如車盖曰陽結言陽氣結于外也脉經又
有如麻子動摇旋收旋引聚散不常者主死此三者名同實異也
○○代脉 陰 代脉動而中止不能自還因而復動脉至還入尺良久方
來
脉一息五至肺心脾肝腎五臟之氣迭現五十動而一息合大衍之
數謂之平脉反此則止乃見焉腎氣不能至則四十動一止肝氣不
能至則三十動一止蓋一臟之氣衰而他臟之氣代至也經曰代
則氣衰滑伯仁曰若無病羸瘦脉代者危也有病而屬氣血乍
損氣不能續者祇為病脉傷寒心悸脉代者復脉湯主之妊娠脉
代者其胎百日促結之止無常數或二動三動一止即來代脉之止有
常數必依數而止如十動一止雖數十次皆見于十動之後还入尺中良

久方来也

代脉元因臟氣虛衰腹疼泄痢下元虧或為吐瀉中宮病女人

懷胎三月兮

脉經曰代散者止死主泄及便膿血

○○止脉

五十不止身無病数内有止皆知定四十一止一臟絶四年之後多亡

命三十一止即三年二十一止二年應十動一止一年殂更觀氣色

兼形症兩動一止三四日三四動止應六七五六一止七八朝次第

推之自無失

戴同父曰脉必滿五十動出自難經而脉訣五臟歌皆以四十五動

為準乖于經旨

薛立齋曰脉者人身之造化病机之外現医家之準繩不可不精

究而熟察至于太溪衝陽又為診法之要生死之桼也故十二經

皆係於生氣是生氣者人之根本○洵曰其根本從何起發常

資始于腎間動氣資生于胃中穀氣寸口脉平而死者是

生氣獨絶于内而無穀神也難經云上部有脉下部無脉其人當吐不吐者死上部無脉下部有脉雖困無能爲害是脉有根本人有原本氣也夫人受氣于穀乃傳於臟腑清者爲榮濁者爲衛榮行脉中衛行脉外陰陽相貫如環無端周流一身晝夜各有常度至不相應者病也病至于甚脉道乃乖雖然真臟脉見視爲必死如雀啄屋漏之類是也若因藥餌剋伐所致急用人參歸术姜附之劑多有復生者不可遂棄而不治也此又薛立齋先生濟世婆心於人所勿療之中更出一段手澤也

十二經絡

手太陰肺。　手少陰心。　手厥陰心胞。

手太陽小腸。　手少陽三焦。　手陽明大腸。

足太陰脾。　足少陰腎。　足厥陰肝。

足太陽膀胱。　足少陽胆。　足陽明胃。

五臟見浮沉遲数主病

浮主風

心部見之。心虚生風。觸事易驚。神不守舍。舌强不語。語言錯謬。

肝部見之。肝虚生風。主中風癱瘓。筋脉攣縮。面腫身疼。腸風下血。

脾部見之。脾虚生風。腹内虚脹。飲食不進。上氣喘急。泄瀉無度。

肺部見之。肺虚生風。咳嗽氣喘。大便秘。面目浮腫。吐膿吐血。

腎部見之。腎虚生風。主腰疼。齒痛。小腸氣痛。腿足生瘡。

沉主氣

洵曰氣屬陽。浮而長。則條達暢利。為無病。故經曰。長則氣治。若脉見沉。則氣鬱而着於陰也。是失其本来之性。必致生熱禍陰或氣閉生寒。則各随其臟而見症也。經曰氣主煦之。氣胡可一日使沉哉。

心部見之。小便淋血。咯血尿血。小便不通。痞而不寐。

肝部見之。主怒氣傷肝。脇痛。眼目昏痛。肚腹脹滿。

脾部見之。主中滿少食。痞氣。黄色。手足不仁。嘔吐泄瀉

肺部見之。主咳嗽多痰。上氣喘急。嘔血失聲。

腎部見之主氣滯腰痛小便淋閉。陰頹作脹。賁豚腹痛。

遲主冷

心部見之。主小便頻數。心痛嘔水。怔忡驚悸。伏梁臍痛。

肝部見之。主筋攣骨痛。眼目多淚。觸事易驚。轉筋麻木。

脾部見之。主泄瀉下重。咳嗽吐痰。飲食不化。

肺部見之。主咳嗽喘滿。大便溏泄。皮膚燥濇。夢涉大水。

腎部見之。主小便頻數。精滑不禁。膝腫疼軟。盜汗。

數主熱

心部見之。主煩渴狂言。舌上生瘡。小便赤濇。眼目昏痛。

肝部見之。眼痛翳膜遮睛。或多淚頭風。

脾部見之。主口瘡翻胃。齒痛牙宣。多食不飽。四肢不舉。

肺部見之。主咳嗽吐血。喉痒目赤。大便秘結。面生瘡癬。

腎部見之。主消渴不止。小便淋血。下疳脚瘡。陰囊濕癢。

白胎色　将瘟舌　中焙舌

驗舌法

舌見白胎滑者。邪初入裏也。丹田有熱。胸中有寒。乃足少陽胆經。半表半裏之症也。宜小柴胡。或支子豆豉湯治之。表熱退。寒邪除。白胎没矣。

小柴胡湯、　柴胡。　黄芩。　人參。　半夏。　甘草

梔子豉湯、　梔子四枚　香豉五錢　加厚朴枳實為梔子厚朴湯

舌見純紅色。此熱蓄於內也。不問何經。宜用透頂清神散治之

舌見純紅色。內有黑影形如小舌者。乃邪熱結于裏也。君火熾盛。反見水化。宜涼膈散。大柴胡湯下之。

大柴胡湯　柴胡。　黄芩。　芍藥。　半夏。　大黄。　枳實。

生班舌

舌見純紅而有黑色小星者。熱毒乘虛入胃。蓄熱則生班矣。宜用玄參升麻湯。加干葛化班湯解之。

玄參升麻湯　玄參。升麻。甘草。

紅暈舌

舌見淡紅色。而中有一紅暈。沿皆純黑。乃餘毒移于心包絡之間。与邪氣相結。二火亢極。故有此症也。以調胃承氣湯下之。

人裂舌

舌見純紅。更有裂紋如人字形者。乃君火燔灼。熱毒炎上。故發裂也。宜治以涼膈散以利為度。

涼膈散　連翹。大黃。芒硝。甘草。梔子。黄芩。薄荷。引竹葉生蜜

虫碎舌

舌見紅點如虫食蝕狀此熱毒熾盛陰陽相逆水火不能相濟用小承氣湯主之

小承氣湯、 大黃 厚朴 枳寔

裡黑舌

舌中心見乾黑形如烏炭有刺此乃熱甚大腸壁金受火制故也宜調胃承氣湯黃連解毒湯

調胃承氣湯、 大黃 芒硝 甘草

黃連解毒湯、 黃連 黃芩 黃柏 梔子

淡紅舌

舌見淡紅中有紅星乃少陰君火熱之甚也所不勝者假火勢以侮脾土將欲發黃之候也宜五苓散茵陳散

五苓散、 豬苓 澤瀉 白朮 茯苓 肉桂

茵陳湯、 茵陳蒿 大黃 梔子

黑尖舌

舌見淡紅色○尖見青黑者○此乃水虛火寔○少陰腎熱所致

也○宜竹葉石膏湯主之○

竹葉石膏湯　竹葉○　麦冬○　人參○　甘草○　石膏○　半夏○

粳米一撮

厥陰舌

舌内純紅色○内有黑紋者○乃陰毒厥于肝經○肝主筋○故舌

見如絲之形也○宜用理中四逆湯温之○

理中湯、　人參○　干姜○　白朮○　甘草○

四逆湯、　附子○　干姜　甘草○　合生脉散○爲抑陰退陽○

又傷寒少陰症○陽邪入裏○四逆不温○或咳或利○　柴胡全名○散陽邪　芍藥收元陰○　枳寔泄結熱○　甘草○

死現舌

舌見黑色○水剋火○易明矣○傷寒患此症○百無一生○

黑心舌

舌見弦白心黑。脉沉微者難治。脉浮滑者可汗。沉實可下。始病即發此色。乃危殆之甚也。速進承氣湯下之。

十五舌

舌見尖白胎二分。根黑一分。身痛惡寒。如飲水不至甚者。五苓散。自汗口渴者。白虎湯。下利者。解毒湯。此亦危症。

白虎湯、 知母。 石膏。 甘草。 粳米。撮

十六舌

舌見白胎。中有黑小點亂生者。尚有表症。其病來之雖惡。宜涼膈散微表之。表退即當下。用調胃承氣湯。

十七舌

舌見如灰色，中間更有黑暈兩條。此熱乘腎與命門，宜急下之。服黃連解毒，或下三五次，遲則難治。如初服大黃，酒浸泡，量大小用之。

十八舌

舌見微黃色者，初病得之即發譫語，此由失汗表邪入裡也，必用汗下兼行，以雙解散兩停主之。每服一兩，水一鍾半，姜三片，煎八分，不拘時服。

雙解散　麻黃、防風、荊芥、薄荷、川芎以解表　黃芩、梔子、連翹、石膏、滑石以解裡　當歸、芍藥以盌　桔梗　甘草、白朮以調氣

十九舌

舌中見白胎，外則微黃色者，腹必泄，宜服解毒湯；若惡寒者，芩連散。

二十舌

舌見微黃色者。表症未罷。宜用小柴胡湯合天水散主之。每服五錢。入姜汁并蜜各少許。白滾湯調服。如發表用豆豉葱頭煎湯服。可下者。大柴胡湯表裡双除。臨症審用。

天水散 即滑石六兩 甘草一兩 六一散之別名。加辰砂 名益元散 加薄荷。名雞蘇散 加青黛 名碧玉散 加紅麯五錢 名清六丸 治赤痢 加干姜五錢。名温六丸。治白痢。

二十一

舌心見黃色者。必初白胎而轉為黃色。此乃由表而傳於裏。熱已入陽明胃經。宜急下之。若遲必變黑色。為惡症。為亢害兇賊邪氣深也。宜調胃承氣湯。大柴胡亦可。

二十二

舌左見白胎而自汗出者。不可下。宜白虎湯加人參三錢。

二十三

舌右見白胎滑者。病在肌肉。為邪在半表半裡。必往來寒熱。宜小柴胡湯和解之。

二十四

舌左見白胎滑者。此臟結之症。邪氣併入于臟。難治。

二十五

舌見黃色而有小黑点。此乃邪氣已遍六腑。將入于臟也。急服調胃承氣湯下之。又進和解散。十救四五也。

二十六

舌見黃色尖白者。裏少表多。宜天水散一服。凉膈散二服。合而進之。脉弦者宜防風通聖湯主之。

防風通聖散　防風。荊芥。連翹。麻黃。薄荷。川芎。當歸。滑石。白芍。白朮。山梔。大黃。芒硝。黃芩。石膏。桔梗。甘草

小陷胸湯　黃連。半夏。栝蔞實。

大陷胸湯　大黃。芒硝。甘遂末。三下

二十七

舌見微黃而澀有隔瓣者。熱已入胃。邪毒深矣。心火煩渴。急宜大承氣湯下之。若身發熱者。用茵陳湯下之。下血用抵當湯。在脇肉十棗湯。結胸大陷胸湯。胸痞用三黃瀉心湯。

十棗湯　芫花　甘遂　大戟　共藥末七分。先煎大棗十枚調服。

代抵當湯　生地。水蛭　歸尾。虻虫各十枚　桃仁十枚　玄明粉。肉桂。大黃八錢　穿山甲

二十八

舌見四邊微紅。中央黑色者。此由當下失下所致。急用大承氣湯下之。熱退可愈。必三四次下。熱方退。五次之下而不退者。不治。

黃胎舌

舌見尖白根黃者。其表症未罷。須宜解表。然後方可攻裏。涼膈散。加硝黃。泡服。小便澀者。用五苓散。加木通。合益元散。加姜汁少許。以白湯不拘時調服。

益元散

附子炮　干姜。　艾葉。　黃連。　知母。　人參。

麦冬。　五味子。　甘草。　引葱白姜棗。

又

滑石。　甘草。　辰砂。

藥引撮記

心經　小麦竹葉。

肝經　烏梅穿山甲。

脾經　梹榔草菓。

肺經　麻黃秫米。

腎經　龍骨附子。

方論摘凡

太陰肺 金

瀉金中之金。

瀉白散　治肺火皮膚蒸熱，洒淅寒熱，日晡尤甚，喘嗽氣急。

桑白皮蜜炙　地骨皮　炙甘草　粳米炒

本方加人參、五味、麥、茯苓、青皮、陳皮，名加味瀉白散。

此手太陰藥也。桑皮甘益元氣之不足，辛瀉肺氣之有餘，除痰止嗽；地骨皮寒，瀉肺中之伏火，淡泄肝腎之虛熱，涼血退蒸；甘草瀉火而益脾；粳米清肺而益胃，並能瀉熱從小便出。肺主西方，故曰瀉白。

安榮散　瀉金中之水。　治膀胱小腸虛熱，淋痛心煩悶亂。心与小腸相表裏

人參一　麥冬清金　細辛一　當歸一滲水　木通一　滑石一　甘草瀉火

燈心引

此手太陰、足太陽、少陰藥也。陳來章曰：虛熱宜補，故用人參、甘草之甘；淋閟宜通，故用木通、燈草之淡，滑石之滑；肺

燥則天氣不降，而麦冬能清之；腎燥則地氣不升，而細辛能潤之。血燥則溝瀆不濡，而當歸能滋之也。

滋燥養榮湯　瀉金中之木。治火爍肺金，血虛外燥，皮膚皺揭，筋急爪枯，或大便風秘。肺主皮毛，肝主筋爪。肝血不足，風熱勝而金燥，故外見皮毛枯槁，肌膚燥癢，内有筋急便秘之症。

當歸　生地　熟地　芍藥（炒，和榮）　黄芩（炒，清火）　秦艽　防風（祛風）　甘草

此手太陰足厥陰藥也。前症為血虛而水涸，當歸潤燥養血為君，二地滋腎水而補肝，芍藥瀉肝火而益血，為臣，黄芩清肺熱，能養陰退陽，艽防散肝風，為風藥潤劑，又秦艽能養血榮筋，防風乃血藥之使也，甘草甘平瀉火，入潤劑則補陰血，為佐使也。若身骨節疼痛，步履艱難，言語蹇澁，口眼喎邪，外見風證者，則用烏藥順氣散。

烏藥 橘紅 麻黄去節 川芎 白芷 桔梗 枳殼
殭蚕 炮姜 炙草 葱姜引

虚汗去麻黄，加黄芪。手足不能舉動，加防風、續斷、威靈仙、拘攣。加木瓜。脚氣加牛膝、五加皮、獨活。

秦艽扶羸散 瀉金中之火。治肺痿骨蒸，或寒或熱成勞，咳嗽聲嗄不出，脉虚自汗，四肢倦怠。

咳嗽聲嗄，火鬱在肺也。或寒或熱，陰陽不和也。自汗倦怠，脾虚而衛氣不充也。

柴胡—秦艽 退熱
人參 補氣
當歸—鱉甲—地骨皮 滋陰
紫菀—半夏 潤肺
甘草炙
姜棗引

此手太陰、足少陽藥也。柴胡、秦艽散表邪，兼清裏熱；柴胡解肌熱，秦艽退骨蒸；鱉甲、地骨滋陰血而退骨蒸；參、草補氣；當歸和血；紫菀理痰嗽，潤肺除痰；半夏發聲音。表裏兼治，氣血並調，為扶羸良方。

利膈湯 全上 治脾肺火熱，虚煩上壅，咽痛生瘡。

十二經脉惟太陽在表，别下項，不歷膈咽，餘經皆循喉嚨，歷膈。

薄荷　荊芥　防風散火　桔梗　甘草清喉　牛蒡子潤腸

人參補氣　或加殭蚕化結

此手太陰少陰藥也。咽痛咽瘡由于火鬱。桔梗甘草辛苦散寒，甘平除熱，為清膈利咽之要藥。加薄荷荊防以散火除風，加牛蒡子以潤腸解毒。火者元氣之賊，正氣虛則邪火熾，故又加人參以補虛退熱。

越鞠丸　瀉金中之土。

統治六鬱（氣、血、痰、火、濕、食）胸膈痞悶，吞酸嘔吐，飲食不消。

氣鬱者，胸膈痛；濕鬱者，周身痛或關節痛，遇陰寒即發；痰鬱者，動則氣喘，寸口沉滑；熱鬱者，昏瞀便赤，脉沉數；血鬱者，四肢無力，能食；食鬱者，噯酸腹飽，不能食，寸口緊盛。

香附醋炒　蒼朮泔浸炒　川芎　神麯炒　梔子炒黑

濕鬱加茯苓白芷　火鬱加青黛　痰鬱加南星半夏

血鬱加桃仁紅花　氣鬱加木香檳榔　食鬱加麥芽山查

此手足太陰手少陽藥也。吳鶴皋曰：越鞠者，發越鞠鬱之謂也。香附開氣鬱，蒼朮燥濕鬱，川芎調血鬱，梔子解火鬱，神曲消食鬱。陳來章曰：皆理氣也，氣暢而鬱舒矣。

厥陰經 木 肝

瀉青丸 木 瀉木中之木。治肝火鬱熱。不能安臥。多驚。多怒。筋痿不起。目赤腫痛。

龍胆草 — 山梔炒 — 大黃酒蒸 瀉火 川芎 — 當歸酒洗 和榮

羌活 — 防風 散風平肝 引竹葉

此足厥陰少陽藥也。肝者將軍之官。風淫火熾。不易平也。龍胆大黃苦寒味厚沉陰下行直入厥陰而散瀉之。所以抑其怒而折之使下也。羌活氣雄。防風善散。並能搜肝風而散肝火。所以從其性而升之於上也。少陽火鬱多煩躁。梔子能散三焦鬱火。而使熱邪從小便下行。少胆（陽）火實多頭痛目赤。川芎能上行頭目而逐風邪。且川芎當歸。皆血分之藥。能養肝血而潤肝燥。又皆血中氣藥。辛能散而溫能和。兼以培之也。一瀉。一散。一補。同為平肝之劑。故曰瀉青。

龍胆瀉肝湯

瀉木中之火 治肝胆經實火濕熱脇痛耳聾胆溢口苦筋痿陰汗陰腫陰痛白濁溲血

龍胆草酒炒　黄芩炒 清肺　梔子酒炒 瀉三焦　澤瀉　木通

車前子酒洗 清小腸膀胱　當歸　生地酒炒 和營　柴胡清肝　甘草生

此足厥陰少陽藥也龍胆瀉厥陰之熱柴胡平少陽之熱黄芩梔子清肺與三焦之熱以佐之澤瀉瀉腎經之濕木通車前瀉小腸膀胱之濕以佐之然皆苦寒下泄之藥故用歸地以養血而補肝用甘草以緩中而不使傷胃為臣使也　一方除當歸生地木通澤瀉車前加人參五味天冬麥冬黄連知母亦名龍胆瀉肝湯治同前症　用人參者扶土所以抑木用二冬五味者清金亦以平木潤燥所以養筋用黄連知母者上以瀉心火下以瀉腎火一為肝子一為肝母也

厥陰經木

順風匀氣散　瀉木中之土。治中風半身不遂。口眼喎邪。

白朮。二錢　烏藥。行氣 錢五　人參　天麻 五分　白芷。　蘓葉 散風

木瓜。　青皮　炙草 補氣　沉香 踈肝 三分

此足厥陰陽明藥也。邪之所湊。其氣必虛。偏枯喎僻。或左或右。盖血脉不周而氣不匀也。天麻蘓芷。以踈風氣。烏藥青陳皮以行滯氣。參朮炙草。以補正氣。踈之行之補之。而氣匀矣。氣匀則風順矣。用木瓜者。能于土中瀉木。調榮衛。而伸筋也。

元戎曰。酒濕之病。亦能作痺症。口眼喎邪。半身不遂。舌强不言。渾似中風。當瀉濕毒。不可作風病治之而汗也。

左金丸　瀉木中之金。治肝火燥盛。左脇作痛。吞酸吐酸。筋疝痞結。亦治噤口痢。湯藥入口即吐。

黃連六兩　吴茱萸一兩 鹽水泡

本方加炒芩。蒼朮。陳皮。亦名茱連丸。治同。加芍藥。治熱

痢熱瀉

此足厥陰藥也肝實則作痛心者肝之子實則瀉其子故用黄連瀉心清火為君使火不克金金能制木則肝平矣吳茱辛熱能入厥陰行氣解鬱又能引熱下行故以為反佐一寒一熱寒者正治熱者從治故能相濟以立功也肝居於左肺處于右左金者謂使金得行令于左而平肝也

導氣湯　瀉木中之水　治寒疝疼痛

陰氣積于内復為寒邪所襲榮衛不調則成疝病囊冷結硬如石或引睾丸而痛名寒疝疝有七種寒疝水疝筋疝血疝氣疝狐疝癩疝也疝雖見于腎病實本乎肝以厥陰肝脈絡于陰器故也此方乃治疝之通劑以疝病多因寒濕所致也女子陰菌亦同此類張子和曰凡遺尿癃秘陰痿胞痺精滑白淫皆男子之疝也血涸不月足躄咽乾癃秘小腹有塊前陰突出後陰痔核皆女子之疝也但女子不名疝而名瘕

川練子 舒肝 四錢　木香 疏肝和脾 三錢　茴香 入腎祛寒 二錢　吳茱萸 溫肝腎 一錢

此足厥陰少陰藥也川練苦寒能入肝舒筋使無攣

急之苦。又能導小腸膀胱之熱，從小水下行，為治疝之主藥。
木香升降諸氣，通利三焦，疏肝而和脾。茴香能入腎与膀胱，煖丹田而祛冷氣。吴茱萸入肝腎氣分，燥湿而除寒。三者皆辛温之品，用以宣通其氣，使小便下利，則寒去而湿除也。

太陽經 水 膀胱 瀉水中之金。

治傷寒太陽症。邪氣在表。發熱頭痛。身痛腰痛。骨節痛。項背强。惡寒惡風。無汗而喘。脉浮而緊。亦治太陽陽明合病喘而胸滿。亦治哮症。

傷風暑濕皆有汗，惟獨傷寒無汗，寒能濇血故也。

麻黃湯

麻黃去節 三兩 桂枝 二兩 杏仁 去皮尖 七十枚 炙甘草 一兩

先煮麻黃數沸。去沫。內諸藥。煎熱服。覆取微汗。中病即止。不必盡劑。

本方加石膏、生姜、大棗。名大青龍湯。治傷寒而兼中風者。

此足太陽藥也。麻黃中空。辛溫氣薄。肺家耑藥。而走太陽。能開腠散寒。桂枝辛溫能引營分之邪。達之肌表。杏仁苦甘。散寒而降氣。甘草甘平。發散而和中。經曰。寒淫于內。治以甘熱。佐以苦辛。是已。

風寒皆由皮毛而入。皮毛。肺之合也。証雖屬太陽。然面赤怫鬱。咳嗽有痰。喘而胸滿。非肺病乎。蓋皮毛外閉。則邪熱內攻。故用麻黃甘草。同桂枝引出營分之邪。達之肌表。佐以杏仁泄肺而利氣。是麻黃湯雖太陽發汗重劑。實散肺經火鬱之藥。或問太陽陽明合病。何以偏用麻黃耶。蓋邪自太陽而來。仍當提出太陽。不欲其陷入陽

明。故不用葛根也

陰陽表裏辨

陽症之表。發熱惡寒。頭痛脊強。便清不渴。手、足、溫和。

陰症之表。無熱惡寒。面慘息冷。手、足、厥逆。

陽症之裏。唇焦舌燥。煩渴。掀衣。揚手擲足。大便秘結。小便赤澁。

爪甲紅活。身輕易於轉側。脉浮洪數。

陰症之裏。不渴踡臥。引衣自蓋。唇紫舌卷。大便滑泄。小便清白。爪

甲青、黑。身重難于轉側。脉沉、細、數。

太陽以熱在皮膚。頭痛項強。在經為表。麻黃、湯。桂枝湯。九味羌

活湯。以口渴尿赤。熱入膀胱。在府為裏。五苓散。陽明以熱在肌肉。

目痛不眠。在經為表。葛根解肌湯。以口渴背寒。為熱漸入裏。白虎加

參湯。若自汗狂譫。熱已入胃府。為全入裡。調胃承氣湯。少陽以胸

脇之間。為半表半裏。表多小柴胡湯。裏多熱盛者。黃芩湯。以上皆發

熱。太陽、惡寒。陽明、自汗。少陽、多嘔。此三陽症也。　黃芩　芍藥　甘草　大棗。

大法太陽煩躁宜汗。陽明煩躁宜下。陰症煩躁宜溫。　治太陽少陽合病自利。

小青龍湯 潟水中之水。

治傷寒表不解，心下有水氣，乾嘔發熱，而咳或噎或喘或渴或利，或小便不利少腹滿，短氣不得卧。

發熱惡寒，頭痛身痛，太陽表症也。內有水飲，則水寒相搏，水留胃中，故乾嘔而噎。水寒射肺，故咳而喘。水停則氣不化，津不生，故渴。水漬腸間，故下利。水畜下焦，故小便不利而少腹滿。短氣，氣促，亦因水停心下之故。

麻黃 去節 發汗解表　桂枝　芍藥 酒炒 斂氣　細辛　甘草 炙　乾薑 行水散寒　半夏 開鬱　五味子

渴去半夏加花粉。喘去麻黃加杏仁。形腫亦去麻黃。噎去麻黃加附子。小便秘去麻黃加茯苓。

此足太陽藥也。表不解，故以麻黃發汗為君，桂枝、甘草（邪自太陽來，仍須引出太陽）佐之解表為佐。喘，肺氣逆也，故用芍藥酸寒，五味酸溫以收之。水停心下則腎燥，細辛、乾薑辛溫能潤腎而行水，半夏辛溫能收逆氣、散水飲，為使也。外發汗，內行水，則表裏之邪散矣。

大橘皮湯　治同上

治湿熱内攻心腹脹滿，小便不利，大便滑泄，及水腫等症。

滑石六錢　甘草一錢 通小腸　赤茯苓一錢　澤瀉　白朮土炒 利湿　桂五分

陳皮五分　木香 行氣　檳榔 散滿　引姜

此足太陽藥也。合五苓、六一爲一方。加湿熱内甚，故加檳榔峻下之藥；陳皮、木香行氣之品，使氣行則水行，以通小便而實大便也。

蠲痺湯　瀉水中之木

治中風身體煩痛，項背拘急，手足冷痺，腰膝沉重，舉動艱難。

黄芪蜜炙　當歸酒洗　赤芍酒炒 和營　羌活　防風 散風　薑黄片子 利氣

炙甘草 補氣　引姜棗

此足太陽厥陰藥也。辛能散寒，風能勝湿，防風、羌活除湿而散風；氣通則血活，血活則風散；黄芪、炙草補氣而實衛；當歸、赤芍活血而和營；薑黄利血中之氣，能入手足而祛寒湿

也

三黃石膏湯　瀉水中之火。

治傷寒溫毒。表裏俱熱。狂叫欲走。煩躁大渴。面赤鼻乾。兩目如火。身形拘急。而不得汗。或已經汗下。過經不解。三焦大熱。譫狂鼻衄。身目俱黃。六脉洪數。及陽毒發斑。

石膏兩半　黃芩。　黃連。　黃柏七錢　梔子三十個　麻黃　淡豉二合　每服一兩。姜三。棗二。細茶一撮

此足太陽手少陽三焦藥也。表裏之邪俱盛。欲治內則表未除。欲發表則裏又急。故以黃芩瀉上焦之火。黃連瀉中焦之火。黃柏瀉下焦之火。梔子通瀉三焦之火。而以麻黃淡豉發散表邪。石膏體重。瀉火氣輕。解肌。亦表裏分消之意也。

本方去石膏梔子淡豉麻黃。加大黃。附子。名附子瀉心湯。治傷寒汗出惡寒。而心下痞者。結而不散為痞。

五皮飲　瀉水中之土○　治水病腫滿○上氣喘急○或腰以下腫○
脾虛不能制水○故傳化失常○腎水泛溢○反漬脾土○壅塞經絡○散溢皮膚○半身以上宜汗○半身以下宜利小便○

五加皮　地骨皮　茯苓皮　大腹皮　生姜皮

此足太陽太陰藥也○五加祛風勝濕○地骨退熱補虛○生姜辛散助陽○大腹下氣行水○茯苓滲濕健脾○于散瀉之中寓調補之意○皆用皮者○水溢皮膚○以皮行皮也○脾爲濕土○去其害土者○而土位中央○不治而自治矣○

少陰經心火

導赤散

瀉火中之火。

治小腸與心表裡有火。便赤淋痛。面赤發狂。心熱諸症口糜舌瘡。咬牙口渴。

生地。　木通。　甘草稍。　淡竹葉。

此手少陰太陽小腸藥也。生地涼心血。竹葉清心氣。木通降心火入小腸。君火宜木通。相火宜澤瀉。行水雖同。取用各別。草稍達莖中而止痛。便赤淋痛。以共導丙丁之火。由小水而出也。

半夏瀉心湯

瀉火中之土。

治傷寒下之早。胸滿而不痛者為痞。身寒而嘔邪入少陽。飲食不下。非柴胡症。

經曰。傷寒五六日。嘔而發熱。柴胡症具。而以他藥下之。柴胡症仍在者。復與柴胡湯。此雖已下之。不為逆。必蒸蒸而振。却發熱汗出而解。若心下滿而鞕痛者。此為結胸。大陷胸湯主之。若滿而不痛者。為痞。柴胡不中與也。宜半夏瀉心湯。凡用瀉心者。皆屬誤下之症。非傳經熱邪也。

半夏 黄連 黄芩 清火 炙甘草 人參 和中 干薑 散痞
大棗

此手少陰足太陰藥也成氏曰否而不泰為痞苦先入心瀉
心者必以苦故以黄連為君黄芩為臣以降陽而升陰也辛
走氣散痞者必以辛故以半夏干薑為佐以分陰而行陽也
欲通上下交陰陽者必和其中故以人參甘草大棗為使以
補脾而和中則痞熱消而大汗以解矣

本方除人參再加甘草治傷寒中風醫反下之下利穀不
化腹中雷鳴心下痞鞕而滿乾嘔心煩醫復下之其痞益甚
此非熱結但以胃虛客氣上逆故也

本方除黄芩大棗加枳實厚朴麥芽白朮茯苓名枳實
消痞丸

本方去黄芩干姜黄連大棗加枳實茯苓菖蒲膽星
竹茹橘紅名滌痰湯治中風痰迷心竅舌强不能言

歸脾湯　補坤中之土。

治思慮過度，勞傷心脾，怔忡健忘，驚悸盜汗，發熱体倦，食少不眠，或脾虛不能攝血，致血妄行，及婦人經帶。

人參　白术（土炒）　茯神　棗仁　黃芪（補氣）　當歸（和榮）
遠志　木香（行氣）　炙甘草（補脾）　龍眼肉（補心）　引姜棗

此手少陰足太陰藥也。血不歸脾則妄行，參术黃芪甘草之甘溫，所以補脾；茯神遠志棗仁龍眼之甘溫酸苦，所以補心，心者脾之母也。當歸滋陰養血，木香行氣舒脾，既以行血中之滯，又以助參芪而補氣，氣壯則能攝血，血自歸經，而諸症悉除矣。（取陽生陰長之義。）

本方去白术木香龍眼，加茯苓陳皮，入蓮肉，名酸棗仁湯，治虛煩不眠。

本方去棗仁木香龍眼，加熟地、桂心（以引諸味入營）、白芍、五味子、陳皮，名人參養榮湯，治脾肺氣虛，色枯氣短，毛髮脫落，小便赤澁。

導赤各半湯　瀉火中之金。治傷寒後心下不硬，腹中不滿，二便如常，身無寒熱，漸變神昏不語，或睡中獨語，目赤口乾，不飲水，與粥則嚥，不與勿思，形如醉人，名越經症。

此熱邪傳手少陰心，心火上而逼肺也。邪熱入裏，故目赤口乾。熱在陰，故不渴。此症自足而傳手，故曰越經。

黃連　黃芩　犀角　知母　山梔（清心火）　滑石（清小腸火）　麥冬（清肺火）

人參　甘草　茯神（補心）

引燈心、薑棗。

此手少陰太陰藥也。陳來章曰：熱入心經，涼之以黃連、犀角、梔子；心移熱于小腸，泄之以滑石、甘草、燈心；心熱上逼於肺，清之以黃芩、梔子、麥冬。然邪之越經而傳于心者，以心神本不足也，故又加人參、茯神以補之。

茯菟丹　瀉火中之水。治遺精白濁及強中消渴。

赤濁屬血，由心、小腸屬火也；白濁屬氣，由肺、大腸屬金也。又曰：赤濁由心虛有熱，因思慮而得；白濁由腎虛有寒，由嗜慾而得。消渴症下消者名強中，腎水虧，心火亢也。

菟絲子酒浸添腎　五味子斂氣　石蓮子清心　白茯苓通心腎　山藥健脾

漏精鹽湯下　赤濁燈心湯下　白濁茯苓湯下　消渴米飲下

此手足少陰藥也　菟絲辛甘和平　強陰益陽　能治精寒淋渴　五味添腎生精津　石蓮清心止濁　山藥健脾利濕　皆澁精固氣之品也　茯苓能通心氣于腎　利小便而不走氣　取其淡滲　于補正中能泄腎邪也

獨活湯

瀉火中之木　治風虛瘛瘲昏憒不覺或為寒熱　筋急而縮為瘛緩而弛為瘲伸縮不已為瘛瘲肝虛而風乘之入于血脉則瘛瘲若在皮膚則為寒熱移熱于心則昏憒

獨活　羌活　防風散風　細辛　桂心溫經　白薇退熱

當歸　川芎和血　半夏除痰　人參　茯神　遠志

菖蒲補心　炙甘草

引姜棗

此手少陰足厥陰藥也　肝屬風木而主筋　故瘛瘲為肝

邪。肝欲散。急食辛以散之。二活防風祛風。細心桂心溫經。半
夏除痰。芎歸。辛散風。而溫和血、、活則風。散。辛以散之。即
辛以補之也。木喜條達故散即補、心爲肝子。肝移熱于心則
昏憒。故以人參補心、氣。菖蒲開心、竅。茯神、遠志、安心神。白
微鹽寒、退熱而治厥。使風靜火息。血活神寧。而癋瘲自已
矣。

太陰經 土 脾

補中益氣湯

治煩勞内傷身熱心煩頭痛惡寒懶言惡食脉洪大而虛或喘或渴或陽虛自汗或氣虛不能摂血或瘧痢脾虛久不能愈一切清陽下陷中氣不足之症

黄芪 補肺 蜜炙　人參 補脾　甘草 炙　白术 健脾 土炒　陳皮 利氣 留白

當歸 和栄　升麻 調胃　柴胡 平肝　引姜棗

如血不足加當歸精神短少加人參五味肺喘咳嗽去人參嗌乾加葛根風藥多燥葛根独能止渴者以其能升胃中清氣入肺而生水耳頭痛加蔓荊子痛甚加川芎腦痛加藁本細辛風湿相搏一身盡痛加羌活防風有痰加半夏生薑胃寒氣滯加青皮蔻仁木香益智腹脹加枳寔厚朴木香砂仁腹痛加白芍甘草熱痛加黄連能食而心下痞加黄連咽痛加桔梗有寒加肉桂湿勝加蒼术陰火加黄柏知母陰虛去升柴加熟地山茱山藥大便秘加酒製大黄咳

嗽。春加旋覆、欵冬。夏加麦冬、五味。秋加麻黄、黄芩。冬加不去根節麻黄。天寒加乾薑。泄瀉去當歸，加茯苓、蒼朮、益智。○○○ 治婦人經水不調，或脫血後食少水瀉，此方加炒芩、神曲。

此足太陰陽明藥也。肺者氣之本。黄芪補肺固表爲君。脾者肺之本。人參、甘草補脾益氣，和中瀉火爲臣。東垣曰：參、芪、甘草瀉火之聖藥。蓋煩勞則虛而生熱，得甘溫以補元氣而虛熱自退，故亦謂之瀉。白朮燥濕强脾。當歸和血養陰。爲佐。升麻以升陽明清氣。柴胡以升少陽清氣。陽升則萬物生。清升則陰濁降。加陳皮者，以通利其氣。生薑辛溫，大棗甘溫，用以和營衛，開腠理，致津液。諸虛不足，先建其中。中者何？脾胃是也。

本方除當歸、白朮，加木香、蒼朮，名調中益氣湯。治脾胃不調，胸滿肢倦，食少短氣，口不知味，及食入反出。

本方加白芍、五味子，亦名調中益氣湯。治氣虛多汗，餘治同前。

本方加蒼朮倍分，半夏、黄芩、益智各三分，名參朮益胃湯。治內傷勞倦，燥熱短氣，口渴無味，大便溏黄。○本方去白朮，加草荳蔻、神麴、半夏、黄柏，名升陽順氣湯。治滿悶短氣，不思食，不知味，時惡寒。

前人有以四物加參芪治血症者，方甚良。

凡血症通宜四物湯，如涼血，心加黃連，肝條芩，肺枯芩，大腸實芩，膽黃連，腎膀胱黃柏，脾生地，胃大黃，三焦地骨皮，心胞絡丹皮，小腸山梔、木通。如清氣，心與胞絡加麥冬，肺枳殼，肝柴胡、青皮，脾白芍，胃乾葛、石膏，大腸三焦連翹，小腸赤茯苓，膀胱滑石、琥珀。

血虛加龜板，血燥加乳，瘀血加桃仁、紅花、韭汁、童便行之，暴血加薄荷、玄參散之，血不止加炒蒲黃、京墨，久不止加升麻引血歸經，血紫黑成塊加芩連，血淡脈遲加桂附，人肥有痰加半夏、南星、橘紅，人瘦有火加黑梔、知母、黃柏，氣鬱加香附，濕鬱加蒼朮，血鬱加川芎，火鬱梔子，食鬱加神麴，氣虛加參芪，氣實加枳朴。

又四物中只用川芎、當歸二味，名佛手散，又名一奇散，又名君臣散，治產後血虛頭痛，胎動下血，服此即安，子死腹中，服此即下，催生神效。

痞氣丸　瀉土中之土

治脾積在於胃脘，大如盤，久不愈，令人四肢不收，或發黄胆，飲食不為肌膚。

痞惟内覺滿悶，腹滿則外有脹急之形，皆土病也。前人皆指誤下所致。蓋傷寒之病，由乎誤下，則裏氣虚，表邪乘虚入于心下。若雜病亦有中氣虚衰，不能運化精微而成痞者；有飲食痰積，不能施化而成痞者；有湿热太甚，上來心下而成痞者。

黄連八錢（瀉湿热）　厚朴五錢　吴茱萸三錢（煖胃）　白朮土炒（補中）　黄芩二錢（清肺）　茵陳酒炒（利水）
乾薑炮　砂仁（行氣）錢半　人參　茯苓　澤瀉一錢　川烏炮（泡去臍皮）（補命火）
川椒炒　桂五分　巴豆霜四分　蜜丸，燈草湯下

此足太陰陽明藥也。黄連瀉熱燥湿，治痞君藥；厚朴、砂仁行氣散滿；茵陳、苓、澤利水以實脾；黄芩清肺而養陰；椒、萸燥脾而逐冷；薑、桂、川烏補命火以生脾土，而薑、桂又能去瘀生新（痞多血病，黄連、枳實皆血分藥）；巴豆能消有形積滞，為斬關奪門之將，藉以先驅；加參、朮者，以補脾元正氣，正旺然後可以祛邪也。李東垣曰：痞滿皆血症也，下多亡陰，謂脾胃水穀之陰亡

宜理脾胃，以血藥治之。若全用氣藥，則痞益甚，而復下之，氣愈下降，必變為中滿鼓脹矣。

本方除吳茱萸、川烏、川椒、茵陳、澤瀉、巴豆、桂、砂仁，加枳實、半夏曲、麥芽、甘草，名枳實消痞丸，治心下虛痞，惡食懶倦，右關脉弦。 方黃連、枳實、半夏、茯苓、甘草、人參、麥芽、肉桂、白朮、厚朴、黃芩。

瀉黃散 瀉土中之火。

治脾胃伏火，口燥唇乾，口瘡口臭，煩渴易飢，熱在肌肉。脾主肌肉

防風四兩（散火） 藿香七錢（舒脾） 山梔炒黑一兩（瀉火） 石膏五錢（壓火） 甘草二兩（和中）

此足太陰陽明藥也。山梔清心肺之火，使屈曲下行，從小便出。藿香理脾肺之氣，去上焦壅熱，辟惡調中。石膏大寒瀉熱，兼能解肌。甘草甘平和中，又能瀉火。重用防風者，取其升浮能發脾中伏火，又能於土中瀉木也。

錢乙瀉黃散。

白芷（胃藥） 防風（散火） 升麻（升清） 枳殼（利氣） 黃芩（瀉熱）各錢半 石斛（清脾）一錢二分 半夏（開鬱）一錢 甘草（和中）七分 治同

白芷、升麻，陽明本藥，用防風以散風火，從其性而升發之也。黃芩、枳殼瀉中土之熱，利中土之氣。半夏發表開鬱。石斛清脾平胃，退熱補虛。甘草和中。亦火鬱發之之義。

痛瀉要方 劉草窗 瀉土中之木。 治痛瀉不止。

脾虛故瀉，肝實故痛。吳鶴臯曰：此與傷食不同，傷食腹痛，得瀉便減，今瀉而痛不止，故責之土敗木賊也。

白术 健脾 土炒 二兩　白芍 和營 炒 二兩　陳皮 利氣 炒 兩半　防風 瀉木 一兩　久瀉加 升麻 升清降濁 二錢

此足太陰、厥陰藥也。白术苦燥濕，溫甘補脾，溫和中。芍藥寒瀉肝火，酸斂逆氣，緩中止痛。防風辛能散肝，香能舒脾，風能勝濕，為理脾引經要藥。東垣曰：若補脾胃，非此引用不能行。陳皮辛能利氣，炒香尤能燥濕醒脾，使氣行則痛止。數者皆以瀉木而益土也。

加味腎氣丸 瀉土中之水。 治脾腎大虛，肚腹脹大，四肢浮腫，喘急痰盛，小便不利，大便溏黃，已成蠱症。亦治消渴飲一溲一。胃下無火化，直入膀胱之故。

熟地　茯苓　山藥 微炒　丹皮 酒洗　山茱萸 酒潤

澤瀉 酒浸　川牛膝 酒浸　車前 炒　肉桂　附子 製

此足太陰少陰藥也。土為萬物之母，脾虛則土不能制水而洋溢；水為萬物之源，腎虛則水不安其位而妄行，以致氾濫皮膚肢體之間。因而攻之，虛虛之禍不待言矣。桂附八味丸滋真陰而能行水，補命火因以強脾，加車前利小便而不走氣，加牛膝益肝腎因以下行，故使水道通而腫脹已，又無損於真元也。

一 保和丸　瀉土中之金。

治食積飲停，腹痛泄瀉，痞滿吞酸，積滯惡食，食瘧下痢。

傷於食飲，脾不運化，滯于腸胃，故有泄痢食瘧等症。傷而未甚，不欲攻以厲劑，惟以平和之品消而化之，故曰保和。腸胃受傷，金氣傷也，瀉其致傷之由，而金氣平矣。

山查——神麯（炒，消食）　茯苓（利濕）——半夏（和胃）　陳皮——萊菔子（利氣，微炒）

連翹○清熱散結　麥芽○炒消食

此足太陰○陽明藥也○山查酸溫收縮之性○能消油膩腥羶之食○神麯辛溫蒸罨過之物○能消酒食陳腐之積○菔子辛甘下氣而制麵○麥芽鹹溫消穀而軟堅○堅積堅痰傷食必兼乎濕○茯苓補脾而滲濕○積久必鬱為熱○連翹散結而清熱○半夏能潤能燥○和胃而健脾○陳皮能降能升○調中而理氣○此內傷而氣未病者○但當消導○不須補益○大安丸加白朮○則消補兼施也○

傷寒、病症察病人色法

凡看傷寒。察色爲先。觀形爲次。切脉審証。参合以决生死吉凶也。夫色有青黄、赤黑白。隱於面部皮裏。氣有如亂絲、亂髮之狀。蓋五臟有五色。六經有六色。皆見於面。以應五行。相生者吉。相尅者凶。滋榮者生。枯夭者死。自命宫。陰堂。年壽。準頭。髮令人中等處。皆有氣色。其滋潤而明亮者吉。暗而枯燥者凶。又當分四時生尅之理而通察之。故以傷寒五色之要者備開覧焉。

。。

青屬木、主風、主痛。乃足厥陰肝經之色也。凡面青。唇青。陰寒極也。若舌卷囊縮。急温之。如夾陰中寒。小腹絞痛。面色青者。亦當温散。青如翠羽者吉。青如滋草者死。青而黑。青而紅者。相生而吉。如青而白。青而枯燥者死。若脾病見青氣則難治也。

。。

赤屬火主熱乃手少陰心經之色也在傷寒見之則有一陰三陽
之分如足太陽屬水寒則水黑熱則紅也面色緣緣正赤者此陽
氣怫鬱在表汗不徹故也當發其汗陽明而合赤色者不可攻
之合則通也謂表未解不可攻裏宜解肌正合陽明內實惡熱
不惡寒或蒸蒸發熱或日晡潮熱譫語大便秘結脈沉數有力
面赤此屬內熱宜下之如表裡俱熱口燥舌乾飲水脈數面赤
裏未定者未可下宜人參白虎湯和之如少陽病半表半裡脈弦
數而面赤者宜小柴胡湯和解少陰病下利清穀裡寒外熱
脈沉細而面赤者四逆湯溫之此陰寒內極逼其浮火上行於
面故發赤色非熱也誤投寒藥即死又夾陰傷寒虛陽泛上面
色赤但足冷脈沉者是也及陰極發躁欲坐臥泥水井中脈沉
足冷微熱面赤雖欲飲不受即陰症似陽也若足冷脈沉細雖煩
躁不飲水面赤者即陰盛隔陽也其伏陰脈數大無力煩躁引
飲此虛陽上升面色亦赤此四者俱當溫之慎投寒藥即死耳若
病久虛人午後面與顴頰赤色此陰火上升不可作傷寒妄治然

三陰之氣皆會於頭額上至頂巔絡腦後者屬太陽從額至鼻下於面屬陽明從頭角下耳中前後者屬少陽但有紅氣赤腫者屬大頭傷寒正要知此部分凡心熱則額先赤肺熱則鼻先赤肝熱則左頰赤脾熱則右頰赤腎熱則頤赤若赤而青赤而黃相生而吉赤而黑則相尅而凶赤如雞冠者生赤如衃血者死若命宮印堂年壽準頭髮令人中等處赤氣明潤者生枯夭者死若肺病赤色則難治也

○○

黃屬土主濕乃足太陰脾經之色也凡脾胃濕熱所蒸面目身黃小水短澀者屬濕熱發黃宜分利之若小腹滿硬而痛面目身黃小水自利者屬畜血證發黃宜下盡黑物則愈若黃而白黃而紅者相生而吉黃而青相尅而死黃如蟹腹者生黃如枳實者死病欲愈者目眥黃長夏見黃白則吉黃青則凶或腎病若見黃色則難治也

○○

白屬金。主氣、血不足。乃手太陰肺經之色也。白如豬膏者吉。白如枯骨者死。凡命宮、印堂、年壽、準頭、髮令、人中等處，白而枯夭者凶。白而光潤者吉。若白而黃、白而黑者，相生而吉。白而赤者，相剋而凶。凡傷寒，面白為無神，因發汗過多，或脫血所致。凡面白之人，不宜大汗，為血少故也。若肺病見白色，則難治也。

○○

黑屬水。主寒，主痛。乃足少陰腎經之色也。凡黑而白，黑而青者，相生而吉。黑而黃，相剋則凶。黑如烏羽者生，黑如炭煤者死。若命宮、印堂、年壽、準頭、髮令、人中等處，黑氣枯夭者死，閃亮者生。黑氣自魚尾相牽入太陽者死。黑氣自髮令入人中、入口者死。黑氣自入耳目口鼻，枯夭者死。凡傷寒，面黑之人，不宜參芪大補。若心病見黑氣，則難治也。

治時症

参蘇飲

外感內傷。發熱頭痛。嘔逆咳嗽。痰塞中焦。眩運嘈煩。傷風泄瀉。及傷寒已發汗。發熱不止。陰虛不止

人参 紫蘇 干葛 前胡（解表） 半夏（炒） 茯苓（補中） 陳皮（去白除痰） 枳殼（炒） 桔梗（利膈） 甘草 木香 引姜

此手足太陰藥也。風寒宜解表。故用蘇葛前胡。勞傷宜補中。故用参苓草。橘半除痰止嘔。枳桔利膈寬腸。木香行氣破滯。內外俱和。則邪散矣。

香蘇飲

治四時感冒。頭痛發熱。或兼內傷。胸膈滿悶。噯氣惡食。

香附（炒） 紫蘇 陳皮 甘草 ○傷食。加山查神麯。咳嗽。加杏仁桑皮。有痰加半夏。頭痛加川芎白芷。傷風自汗。加桂枝。傷寒無汗。加麻黄干姜。傷風鼻塞頭昏。加羌活荊芥。心中卒痛。加延胡索。酒一杯。

此手太陰藥也。紫蘇疏表氣而散外寒。香附行裏氣而消內壅。橘紅能兼行表裏以佐之。甘草和中亦能解表為使也。

本草害利

本草害利

《本草害利》二卷，清抄本，二册。清凌奂著。書前有自序，落款題『咸豐壬戌年』，可見該書成于一八六二年。按咸豐帝于辛酉年（一八六一）去世，壬戌年已是同治元年，此序仍遵舊年號。又落款中『壬戌』誤作『壬戍』，『吳興凌奂曉五自序』脱『五』字，可見抄寫者另有其人，而具體抄寫時間不詳。『玄武版』『玄參』均避清諱，作『元武版』『元參』。凌奂（一八二二—一八九三），清末醫家，原名維正，字曉五，一字曉鄔，道號壺隱，晚號折肱老人，浙江吳興人，明代針灸學家凌雲（漢章）之十一世孫，曾師從舅父吳古年習醫，針藥兼通，又擅書畫，好藏書，除《本草害利》外，還著有《醫學薪傳》《飼鶴亭集方》《凌臨靈方》《六科良方集要》《外科方外奇方》及《飼鶴亭藏書志》等。其弟凌德（嘉六）、子凌紱曾（初平）皆爲當時名醫，并有著述傳世。自序後有目録二則：一則分列五臟六腑藥隊；另一則總彙書中出現的藥物，并加注頁碼以便查詢。上册卷首署『吳興凌奂曉五著，門人王普耀馥嚴校』。自序葉、總目録葉與上、下兩卷卷首葉均鈐『中華書局圖書館珍藏』朱方。是本高三十點六厘米，寬十七點七厘米，無版框界欄，書口上題書名卷次，下標頁碼。

據凌奂自序，其師吳古年曾著《本草分隊》，『取其用藥如用兵之意』，但未刊行于世。凌奂在此基礎上，『遂集各家本草，補入藥之害于病者，逐一加注，更曰《本草害利》』。按書前『總目録』統計，該書共收載不重複的常用藥物約二百五十二種。以心、肝、脾、肺、腎、胃、膀胱、膽、大腸、小腸、三焦爲經，根據各臟腑情況，以補、瀉、涼、温諸功效爲緯，依據效用之强弱，將藥物分别歸入『猛將』或『次將』的藥隊中。如『心部藥隊』分『補心猛將』『補心次將』『瀉心猛將』『瀉心次將』四部，『肝部藥隊』分『補肝猛將』『補肝次將』『瀉肝猛將』『瀉肝次將』『涼肝猛將』『涼肝次將』『温肝猛將』

『温肝次將』八部，而『小腸部藥隊』僅有『補小腸猛將』『瀉小腸猛將』『瀉小腸次將』三部。其中有藥物歸屬于多個藥隊者，則于復出處注明『見某部』。每味藥物下按『害』『利』『修治』的順序，分述藥物性味功效、采摘炮製等。其中尤重藥物之『害』，即從藥物氣味偏胜出發，强調用藥禁忌以及使用不當而産生的後果，正應其序所言：『凡藥有利必有害，但知其利，不知其害，如衝鋒于前，不顧其後也。』

上海辭書出版社圖書館所藏《本草害利》爲晚出抄本，而此書另有清稿本與民國藍曬本，分别藏于國家圖書館與南京圖書館，上海古籍書店、中醫古籍出版社又先後在一九六五年與一九八二年整理影印出版。該抄本與影印本相比，所列藥物種類與内容基本相同，但在順序編排上有不同之處。如『補心次將』酸棗仁至當歸七味藥，影印本皆屬『補心猛將』；又將『梨子』一藥歸入『瀉大腸次將』，而影印本却將其歸入『凉大腸次將』。抄本目録和正文條目還存在遺漏或互不對應的現象。抄本的『心部藥隊』和『肝部藥隊』中皆有補遺部分，這些補録的藥物只標注了『補心』『瀉心』『補肝』『瀉肝』『凉肝』的功效，却未再分『猛將』『次將』，而在影印本中，這些藥物皆有明確歸屬。這些可能是抄寫者的疏漏或抄寫過程的斷續所致。此外，抄本中將茯苓木、秦椒、甜桔梗、巴旦杏仁、蠶脱等藥物單列，亦體現出抄録者的想法。

該書以臟腑與藥效進行藥物分隊的編排體例，先陳其害後叙其利的記述方法，在歷代本草書中别具一格。不僅條理清晰，内容精練，重點突出，而且重視藥物宜忌，强調合理用藥，在當今仍有重要的指導意義。該抄本與現今通行本存在不同之處，反映出文本在流傳過程中的變化，可供對照參考。

（張葦航）

目録〔一〕

〔一〕原抄本目録與正文的條目均有遺漏，造成部分藥物分類不明。此次目録整理在反映抄本原貌的基礎上，參照一九八二年中醫古籍出版社影印本，進行了必要的補充。凡補充的類目加括號注明。

自序

古人有三不朽曰立德其次立功又其次立言余何人也豈敢妄發言哉敢於功德自誇耶從幼年來體弱多病思閱方書因從書賈購得吾郡良醫烏鎮逸林僧所遺醫書甚夥自軒岐仲聖逮今諸家論註靡不收採畧得心領神會遂棄諸子業從吾郡

吳古年夫子遊將歷代名醫著述書籍探本窮源隨時就正讀破萬卷講論偏見錯謬之處或自昏達旦

先生年屆古稀日逐臨證得有餘暇猶不辭倦且諄諄訓曰醫關性命不可苟且一病有一經所發若察脈辨證尤宜謹恐失之毫釐謬於千里也

先生袖出一帙曰本草分隊取其用藥如用兵之意蓋臟腑即地理也處方如佈陣也用藥如用兵將也病性本在於何經即以君藥主將標在何經為臣使之藥即所以添兵兵弁職識得地理佈成陣勢一鼓而戰即能殄滅賊氛即所謂病退也然後調攝得宜起居如常即兵家善後事宜民得安居樂業也苟調度不精一或失機一敗塗地即用藥不審草菅人命也

奈近時醫家一到病家不先看脉審証遂聽病家自述病情隨即寫藥數味曰某湯主治粗知大畧用某藥能除某病如此治病則仁人必深慮而痛恨之

雖業醫臨證有望聞問切四診之說然望是觀其氣色

如經云青欲如蒼璧之澤不欲如藍也聞是聽其聲音清濁高低即宮商角徵羽五者屬五臟也云問是問其老少男女平素勞逸喜惡起患何時始得何病曾服何藥問病源也切是最要之事診得浮沉遲數滑濇大小長短諸脈見於左右寸關尺部辨明虛實表裏寒熱何證發於何經應用寒熱溫凉之藥定方進藥君臣佐使配合得宜如湯沃雪諸恙若失方能起死回生豈有害哉

凡藥有利必有害但知其利不知其害如衝鋒於前不顧其後也

余業是道二十餘年遇證則慎思明辨然後下筆補偏

救弊貽誤者少審識藥品出産形狀親嘗氣味使藥肆中不敢僞充而誤人耳

先生之分隊一書尚未刊行於世遂集各家本草補入藥之害於病者逐一加注更曰本草利欲求時下同道知藥有利必有害斷不可粗知大畧辯症不明信手下筆枉折人命用是不揣固陋僭古今名醫之刪繁就簡撰述成書以付剞劂公諸同好並就正於海内明眼亦慎疾之一端云爾

咸豐壬戌年　吴興凌奂曉自序

本草害利目錄

補肺猛將　補肺次將　瀉肺次將　涼肺猛將
涼肺次將　温肺猛將　温肺次將

腎部藥隊

補腎猛將　補腎次將　瀉腎猛將　瀉腎次將
涼腎次將　温腎猛將　温腎次將

胃部藥隊

補胃猛將　補胃次將　瀉胃猛將　瀉胃次將
涼胃猛將　涼胃次將　温胃猛將　温胃次將

膀胱部藥隊

瀉膀胱猛將　瀉膀胱次將　涼膀胱次將
温膀胱猛將　温膀胱次將

〈膽部葯隊〉

補胆猛將　補胆次將　瀉胆猛將　涼胆猛將

涼胆次將　温胆猛將　温胆次將

〈大腸部葯隊〉

補大腸猛將　補大腸次將　瀉大腸猛將

瀉大腸次將　涼大腸猛將　涼大腸次將

温大腸猛將　温大腸次將

〈小腸部葯隊〉

補小腸猛將　瀉小腸猛將　瀉小腸次將

〈三焦部葯隊〉

補三焦猛將　瀉三焦猛將　瀉三焦次將

凉三焦次將　温三焦次將

本草害利總目録

卷上

海蛤蜊殼卌四木瓜卌五桃仁卌五青橘皮卌六蓬莪蒁卌七沉香
卌七香附卌八木香卌八延胡索卌九柴胡卌九芎藭卌金鈴子卌一
赤芍葯卌一栝樓卌一白蒺藜卌二佛手柑卌二鈎藤卌三龍膽草
卌三胡黄連卌四羚羊角卌四夏枯草卌五石決明卌五青蒿卌五菊
花卌六肉桂卌六桂枝卌七吳茱萸卌八細辛卌九胡椒卌九骨碎補
四十艾葉四十藿香四十一金毛狗脊四十一川續斷四十二冬瓜子四十二雞
四十三牛筋四十四羊肝四十四吐鐵四十五血餘膠四十五五加皮四十六海螵蛸
四十六桑上寄生四十六紫石英四十七血竭四十七玫瑰花四十八木蝴蝶四十八
鐵落四十八銅緑四十九緑礬四十九澤蘭四十九明天麻五十花石蕊五十青
礞石五十蜈蚣五十一蠍五十二水蛭五十二䗪蟲五十二豬肝五十三穿山甲五十三
王不留行五十三青黛五十四蘆薈五十四密蒙花五十五白朮五十六黄精五十六

卷下

陳膽星二十四紫蘇二十五牛蒡子二十五杏仁二十五巴豆杏仁二十六前胡
二十六紫菀二十七桑白皮二十七殭蠶二十八蚕脫二十八竹二青二十九川貝母
二十九石膏十三竹瀝三十一馬兜鈴三十一山慈菇三十二元參三十二天花粉
三十二天門冬三十三地骨皮三十三薄荷三十四海石三十四欵冬花三十五製半
夏三十五生薑三十七煨三十七大熟地三十九滛羊藿三十九乾地黃四十巴戟
天四十杜仲四十一元武版四十一女貞子四十二黑大豆四十二胖海參四十三
豬苓四十三澤瀉四十三赤茯苓四十四朴硝芒硝四十四苦參四十五鮮生地四十六
牡丹皮四十六滑石四十六破故紙四十七茸鹿四十七鹿角四十八麋茸麋角
四十九雷丸五十蔓荆子五十一葛根五十一香薷五十三石斛五十三川萆薢五十四
蘆根五十四高良薑五十五丁香五十六辛夷五十六羌活獨活五十八漢防己
五十八防風五十九蒲黃六十藁本六十葱白六十一甘遂六十一綿茵陳六十二海

本草害利心部藥隊卷上

吳興凌奐曉五著
門人王普耀馥巖校

〔補心猛將〕

北五味

〔害〕酸鹹爲多能斂肺氣氣爲衛若邪氣在表痳疹初發一切停飲肺家有實熱者皆當所禁服之恐閉其邪氣多致勞嗽虛熱盖收補之驟也

〔利〕性温五味俱備酸鹹爲多收肺而療嗽定喘補腎而壯水澁精酸收而心守其液故爲補心猛將肝腎同源又爲補肝猛將

〔脩治〕八月採實陰乾凡用蜜浸焙乾入補藥熟用入

嗽葯生用肺寒氣逆與干薑同用按五味酸歛如勞損久咳肺氣耗散非此不能收其耗散之金

〔補心次將〕

酸棗仁

〔害〕凡肝膽心脾有實熱邪者勿用以其收歛故也

〔利〕性平能補益肝膽酸收而心守液乃固表虛歛陰汗旺肝旺而血歸其經用療徹夜無眠

〔脩治〕八月採實陰乾四十日成生用療熱好眠炒香熟用療膽虛不寐煩渴虛汗等症○自汗爲陽虛盜汗爲陰虛歛虛即所以治盜汗也非歛陽虛自汗也

柏子仁

〔害〕仁體多油辛潤且滑腸泄瀉者勿服膈間多痰及陽道數舉腎家有熱暑濕作瀉法在咸禁

〔利〕甘辛香平入心養肝神入腎定志安神定悸壯水強陽潤血而容美色補虛而耳目聰明

〔修治〕九月採子蒸曝舂礧取仁酒浸一宿晒乾炒研去油用油透者勿入葯

遠志肉

〔害〕此無補性虛而挾滯者同養血補氣葯用交通心腎資其宣導臻於太和不可多用獨（用）純（虛）無滯者誤服之令人空洞懸心痛凡心經有實火應用黃連生地者禁與參朮等補陽氣葯同用也

〔利〕性温苦泄辛散定心氣止驚益智補仁腎氣強志益精善療癰毒數服皆奇

〔脩治〕四月採根葉陰乾去心〇否則令人煩悶甘草湯浸焙乾或塩水炒或薑汁炒或用炭

附小草 益精補陰氣止虛損夢遺洩交通心腎調平水火之功

丹參

〔害〕雖能補血長於行血設經早期或無血經阻及血少不能養胎而胎不安與產後血已暢行者皆不可犯犯之則成崩漏之患凡温热病邪在氣分而誤用之則反引邪入营不可不慎之久服多眼赤故應性

熱本經云微寒恐謬也孕婦無故及陰虛之人忌用

〔利〕苦微寒入心主血去瘀生新安神養陰安生胎落死胎胎前産後帶下崩中需之

〔脩治〕北方産者良五月採根暴乾猪心血拌炒或酒炒用

龍眼肉

〔害〕性潤動脾便滑者忌

〔利〕甘平補心虛而長智悅胃氣以培脾除倦忘與怔忡能安神而熟寐道家服龍眼肉細嚼千餘待滿口津生和津泊泊而嚥此即服玉泉之法也

〔脩治〕七月實熟白露後方可採摘曬乾焙生者沸湯

瀹過食不動脾其核去黑殼研末止金瘡出血

麥門冬

【害】性寒而潤寒多人禁服凡虛寒泄瀉及痘瘡虛寒作泄産後虛寒泄瀉者咸忌之

徐洄溪批葉按虛勞咳嗽部云麥冬能閉肺竅遂致失音愚謂咳嗽因於濕者濕為重濁之邪以麥冬能膩膈勢必濕熱壅滯肺餘失清肅肺為聲音門戶金實則無聲也

【利】甘微寒清心瀉熱滋燥金而清水源又謂涼三焦次將地黃車前為使脉氣欲絶者加五味子人參三味合名生脉散補中元氣不足蓋心主脉肺朝百脉

補肺清心則氣充脈復

〔脩治〕浙産甚良四月初採根栽夏至前一日取根晒乾收之抽心用不尔令人煩近時多連心用恐腸滑用米炒黄寧心用辰砂少許拌入丸散須乘焙熟即於風中吹冷如此三四次即易燥而不損藥力〔麥冬之功在潤燥非在滋陰蓋肺熱而喜潤故曰清金保肺肺與大腸相表裏故曰滑腸瀉泄者忌用〕

當歸

〔害〕氣味辛温雖能補血活血終是行血走血之性故能滑腸其氣與胃氣不相宜故腸胃薄弱泄瀉溏薄瀉切及一切脾胃病惡食不思食及食不消者並禁

用即在胎前產後亦辛溫發散甚於麻黃細辛氣虛血弱有熱者犯之發痙惡茹藘濕麪畏菖蒲海藻生薑

〔利〕甘辛溫去瘀生新舒筋養營溫中潤腸心主血肝臟血脾統血歸爲血藥故入三經頭止血尾破血全血能引諸血歸經故名歸尾一称歸鬚

〔脩治〕二月採根陰乾頭尾圓多紫色肥潤氣香裏白不油者良以秦產馬尾歸最勝力柔善補川產力剛善攻他處鑱頭歸當只宜發散藥耳本性滑用酒炒如吐血須醋炒或用酒炒黑有痰用姜汁炒凡曬晒乾乘熱紙封甕收之不蛀

按當歸炒極黑能治血瘀血痢炒焦則味苦苦則濇

血也

白芍藥

〔害〕酸寒收斂凡胃熱弱中寒作洩腹中冷痛及胃中
覺冷等症當禁傷寒病在上焦之陽結忌用血虛有
有熱者宜之産後酒炒用又曰産忌用
丹溪曰以其酸寒伐生發之氣也必不得已酒炒用
之可耳○時珍曰産後肝血已虛不可更瀉也惡芒
硝石斛畏消石鱉甲小薊反藜芦
〔利〕苦酸微寒斂肺而凉血制肝以安脾心主血凉血
故補心酸收而守其液也及一切血病同白术補脾
同參芪補氣同歸地補血同川芎瀉肝同甘草名芍

葯甘草湯止腹痛蓋腹痛因營氣不從逆於肉裏故也」

〔脩治〕八九月取根晒乾用竹刀刮去皮并頭剉切細蜜水拌蒸今多生用單瓣花者入葯用酒炒製寒酷醋炒行血下痢後重不炒用多服則損人目汗多人服之亦損元氣夭人為其淡而滲也中寒者勿服

茯苓神

〔害〕功專行水伐腎病人腎虛小便自利或不禁虛寒精滑及陰虧而小便不利者皆勿妄投茯苓赤筋若誤服之令人瞳子并黑睛點小兼盲目」〔三茯俱惡白斂畏地榆秦艽鼈甲忌米醋酸物雄黃等馬藺為使」

〔利〕味甘淡平，治與茯苓同功，入心之用居多，交心腎而安神定志，開心益智，療心虛驚悸，多恚善忘。

〔脩治〕擣細，于水盆中攪濁，浮者濾去之，曝乾切用。須於二八月採取陰乾。凡用去心，寧心用辰砂拌。

按神農本經止言茯苓，別錄始分茯神。茯神中守而茯苓下利，白者入膀胱氣分，赤者入心小腸。

茯苓木

又名黃松節，即茯神中心松節。散乳香木瓜湯，治一切筋攣疼痛，乳香能伸筋，木瓜舒筋也。茯神心木，寧心神，療諸筋攣縮，偏風喎斜，心掣健忘。

〔瀉心猛將〕

石菖蒲

〔害〕辛香偏燥而散陰血不足者禁之精滑汗多者忌用若多用獨用亦耗氣血而為殃犯鐵器令人吐逆「惡麻黄忌飴糖羊肉鐵器惟秦艽為使」

〔利〕芳香利竅辛溫達氣宣五藏開心孔利九竅明耳目發聲音去濕除風逐痰消結開胃寬中療噤口毒痢「口噤雖是脾虛亦有热閉胸膈所致用山葯木香皆失唯參苓白术散加菖蒲胸次一開自然思食芳香利竅心開智長為心脾胃之良葯能佐地黄天冬之屬資其宣導鮮菖蒲汁稍良涼功而勝於乾者」

〔脩治〕二八月採生水石間不沾土根瘦節密一寸九

節者佳「去毛微炒 按菖蒲搗汁沖用爲斬關奪門之將於痰火實者宜之」

黃連

〔害〕虛寒爲病大忌。凡病人血少氣虛，脾胃薄弱，血不足以致驚悸不眠，兼煩熱躁渴，及產後不臥，血虛發熱泄瀉，腹痛，小兒痘瘡，陽虛作泄，行漿後泄瀉，老人脾胃虛寒作瀉，虛人天明飧泄，病名腎泄，真陰不足，內熱煩躁諸症，法咸忌之，犯之使人危殆。久服黃連、苦參反熱，從火化也。蓋炎上作苦，味苦必燥，燥必(則)熱矣。且苦寒沉陰肅殺，伐傷生和之氣也。「惡菊花、元參、殭蠶、白蘚皮，畏款冬、牛膝，忌豬肉，令人泄瀉。黃芩、龍骨

爲使勝烏頭解巴豆毒

〔利〕大苦大寒瀉心肝火而燥濕與官桂同行能使心腎交于頃刻

海藏曰瀉心實瀉脾也實則瀉其子或用甘草以調其苦或加人參以節制之

〔脩治〕本經心火生用肝胆汁炒上焦火酒炒中焦火姜炒下焦火盐水炒或童便炒食積火土炒濕熱在氣分吴茰湯炒在血分醋炒或乳漆水炒點目人乳浸亦可二八月採根曝乾川中種連色黄軟毛無硬刺硬味微苦而薄服之無效六七月根緊始堪採雅州連細長彎曲微黄無毛有硬刺馬湖連色黑細毛

綉花鍼頭硬刺形如雞爪此二種最佳「按黄連苦燥血虚有熱不可用用者入心恐助心火也」

木通 古名通草

〔害〕苦降淡滲利竅凡精滑不固夢自遺及陽虚氣弱内無濕熱者均忌妊娠尤忌

〔利〕辛甘淡平入心肺小腸膀胱瀉氣濕熱降心火清肺熱化津液下通大小腸導諸濕熱由小便出通血脉下乳行經催生墮胎防己苦寒瀉血分濕熱木通甘淡瀉氣分濕熱君火爲邪宜用木通相火爲邪宜用澤瀉「利水雖同所用各别治胸中煩熱大渴引飲淋瀝不通脾熱好眠」

〔修治〕正二月採枝陰乾洗切片用又與琥珀同功但
能泄熱不能通竅

辰砂

〔害〕鎮養心神但宜生使若經伏火及一切烹煉則毒
等砒硇服之切必斃戒之獨用多用令人呆悶〔畏〕塩
水惡慈石忌一切血若火煉則有毒服餌常殺須細水
飛三次

〔利〕甘涼體陽性陰瀉心經熱邪鎮心定驚辟邪清肝
明目祛風解毒〔治〕胎毒痘毒宜之色赤屬火性反涼者
離中虛有陰也味甘者火中有土也

〔修治〕辰產明如箭鏃者良研末

犀角

〔害〕大寒之性，非大熱者不可濫用。凡痘瘡氣虛無火熱者不宜用。傷寒斑疹陰症發躁，因陰寒在內，逼其浮陽外越，失守之火聚于胸中，上衝咽嗌，故面赤手溫，煩嘔喜飲涼物，下食良久後出，惟脈沉細，足冷，雖渴而飲水不多，且後吐出，爲異於陽症耳，不宜誤用犀角涼劑。孕婦服之能消胎氣。忌鹽。升麻爲使。

〔利〕苦酸鹹寒，涼心瀉肝，清胃中大熱，祛風利痰，涼血辟邪，解毒明目，定驚，治吐血下血畜血，發狂發斑，痘瘡黑陷，消癰化膿。〔又云犀食百草之毒及棘，故能解毒〕

〔修治〕犀角有黑白二種以西番生犀黑者錯屑綿包或磨汁用入丸散烏而光潤者良角尖尤勝「取鹿茸犀取角尖現成器物多被蒸煮不堪入藥入湯劑當以綿薄紙裹於懷中蒸燥乘熱擣之應手如粉又云人氣粉犀」

〔瀉心次將〕

山梔仁

〔害〕禀苦寒之性慮傷胃氣而傷血凡脾胃虛弱及血虛發熱者忌之能瀉有餘之火心肺無邪熱者忌之心腹痛不因火者尤忌小便不通由於膀胱虛無氣化而非熱結小腸者亦不可用瘡瘍因氣血虛不能

收歛則爲久冷敗瘡非溫暖益補之劑則不愈所謂既潰之後一毫寒藥不可用是也世人每以治血不知血得寒則凝反爲敗症

〔利〕苦寒清心肺脾胃胸中懊憹而安眠卧疏臍下血滯而利小便瀉三焦之火使屈出下行

梔皮苦寒性減而清膚熱之用長

〔脩治〕九月採實暴乾洗去黄漿生用吐胃中邪熱當以傷寒類方參看炒黑止血姜汁炒止煩嘔内熱用仁表熱用皮「苦寒之品宜於實熱者蓋伐生氣故也」

連翹

〔害〕清而無補之品癰疽潰後火熱由於虚者勿服苦

寒礙胃多餌即減食脾胃薄弱易作泄者勿服

〔利〕苦寒入心包經膽三焦大腸手小陰主葯也除心經客热陽明濕散諸經血凝氣聚利水通經諸瘡瘍瘡皆屬心火故為瘡家聖葯「心更苦寒瀉心火尤勝温热入心营非此不能治」

〔修治〕八月採取陰乾手搓用之「按連翹除血热山梔治火鬱雖同入血分治法兩途」

通草

〔害〕其氣寒降中寒者勿服虛脱人及孕婦均忌

〔利〕色白氣寒體輕味淡故入肺經引热下行味淡而升故入胃經通氣上達而下乳汁凡利小便必先上

清心火而後能下行也陰竅澀而不利水腫閉而不行用之立通故名之

〔修治〕揉莖肥大圍數寸者取莖中瓤正白用

車前子

〔害〕其性冷利專走下竅雖有開水竅以固精竅之功若遇內傷勞倦陽氣下陷之病腎虛脫者皆在禁例

〔利〕甘寒清心膀胱小水以解濕熱催生止瀉明目益精男女陰中有二竅一竅通精乃命門真陽之火一竅通水膀胱濕熱之水二竅不並開水竅開則濕熱外泄相火常寧精竅常閉久久精足則目明服固精葯久服此行房即有子

車前葉涼血去熱通淋
〔修治〕五月採取洗去泥沙晒乾炒過用入丸散酒浸
一夜蒸焙研使葉勿使莖蕊

竹捲心

〔害〕竹性寒涼胃寒嘔吐及感寒挾食作吐者忌用竹
能損胃氣故虛人食筍甚不相宜
〔利〕辛淡甘寒入心肺腎清心滌煩熱上嗽化痰涎捲
心者佳竹葉力減然藥力薄弱不可持以爲君不過
借此佐使耳
〔修治〕淡竹爲上甘竹次之須用生長甫及一年者爲
嫩而力

仲景治傷寒解後氣逆欲吐用以竹葉石石湯去其三陽之餘热假其辛寒以散風热也

燈心

〔害〕性專通利虛脫人不宜用中寒小便不禁勿服

〔利〕淡平清心瀉小腸而利水燒灰吹喉痺塗乳止夜啼

〔脩治〕入藥宜用生乾剝取生草爭心辰砂拌用入丸散以粳粉漿染過晒乾研末入水澄之浮者是燈心

蓮子心 一名蓮薏

〔害〕蓮子性濇大便燥者勿服生食過多微動氣脹

〔利〕蓮子中青心苦寒清心無熱蓮子甘平而濇心脾腎能交水火而媾心腎而靖君相之火邪厚腸胃而收

瀉痢之滑脫頻用能濇精氣多服令人喜〔古方治心腎不交勞傷白濁有蓮子清心飲補心腎有瑞蓮丸〕
〔脩治〕去心或炒食蓮薏去心令人作吐
石蓮子
〔害〕沉陰之物無濕热而虛寒者勿服
〔利〕苦寒清心除煩開胃進食去濕热喘治口噤痢淋濁症需之
〔脩治〕八九月採取堅黑如石者破房得之墮水入泥者更良今肆中多以廣中樹上木實偽充其味大苦不堪入葯真者其味甘味淡微苦拃碎用
附遺補心猪心血

〔害〕宰猪驚氣入心絶氣歸肝俱不可多食

〔利〕用作補心葯之向導盖取以心歸以血導血之意

〔脩治〕用竹刀將猪心剖開取出拌炒補心葯丹參之

類

安息香 瀉心

〔害〕病非関邪悪氣侵犯者勿用

〔利〕辛香苦平入心經研服行血下氣安神出祟鬼胎能下蠱毒可消〔心經主藏神神昏則鬼邪侵之心主血血滯則氣不宣快安神行血故治之〕

〔脩治〕安息國名也或云辟邪安息諸邪故名出西番樹名辟邪其脂結成狀若桃膠秋月採之燒之能集鼠

者真

乳香 一名薰陸香 瀉心

〈害〉辛香善竄瘡疽以已潰勿服及諸癰瘡膿多勿敷

〈利〉辛温入心通行十二經活血舒筋和氣治痢托裏生肌定諸經止痛解諸瘡之毒護心外宣毒氣是有奇功也

產難斷傷亦治癲狂能祛風散痰

〈修治〉出諸番圓大如乳頭的明透者良性粘難研水沸過用缽坐熱水中以燈心用研則易細今松脂楓脂中亦有此狀者市人或以偽之

琥珀

〔害〕淡滲傷陰，凡陰虛內熱，火炎水虧者勿服。若血少而小便不利者，服之反致燥急之苦。

〔利〕甘平，入心、肝、肺、膀胱四經。安神而鬼魅不侵，色赤入血分，故能消瘀血、破癥瘕、生肌。能肺清而小便利，甘淡上行，能使肺氣下降而通膀胱，故能治五淋。又能散瘀血而生新血，去翳障而明目。「經曰：脾氣散精，上歸於肺，通調水道，下輸膀胱。凡淡滲葯皆上行而後下降。琥珀脂入土而成寶，故能通塞以寧心定魂，以燥土之功」。

〔修治〕松脂入土年久結成，楓脂入地亦能結成。以手心摩熱拾芥者真。以柏子仁入瓦鍋同煎半日，搗末

本草害利卷上　卌

淮小麥 補心

害 小麥寒氣全在皮故麩去皮則熱熱則壅滯動氣發渴助濕令人吐體浮皆其害也凡大人脾胃有濕熱及小兒食積肝脹皆不宜服然北人以此代飯常御而不為患者此其地勢高燥無濕熱薰蒸之毒故麪性温平其功不減於稻粟耳東南卑濕春多雨水其濕熱之年氣鬱於内故食之過多每能發病也夏月癃痢人尤不宜食

利 甘微寒養心除煩利溲止血止渴收汗浮小麥濇斂鹹凉心止虛汗盜汗治骨蒸勞熱麩皮與浮麥同性止汗之功稍遜醋拌蒸熨脚腰折傷風濕痺痛胃腹

滯氣（能散血止痛）麩筋甘涼解熱中和麪甘溫補虛養氣助五臟厚腸胃北方者良「素問云麥屬火心之穀也」

〈脩治〉秋種冬長春秀夏實具四時中和之氣四月採新麥性熱陳麥平和淨即水淘浮起者焙用

金箔銀箔（瀉心）

〈害〉生金解毒惡而有毒不鍊服之殺人且難解（畏水銀錫）

〈利〉辛平入心肝安鎮靈臺神魂魄免於飄蕩能辟除惡祟搜其伏邪金制木故能治驚癇風熱肝胆之病皆需之又催生亦用之銀用足紋功亦相倣（丸散用箔為衣）誤吞金銀食炒熟連長韮菜裹住金銀從大便而出元絲銀有銷毒害人

本草害利卷上　　又十四

〔脩治〕凡使金銀銅鐵只可渾安在葯中借氣以生葯力而已勿入葯服能消人脂入葯金銀用箔或用簪環首飾凡使金銀箔須辨銅箔

山豆根

〔害〕大苦大寒脾胃所惡食少而瀉者切勿沾唇虛人亦忌

〔利〕苦寒瀉心火以保肺金去大腸風熱解咽喉痛蟲毒消諸腫瘡瘍喘滿熱咳瀉熱解毒血熱極所致之病

〔脩治〕苗蔓如豆經冬不凋八月採根曝乾

天竺黃瀉心

〔害〕性寒涼久用亦能寒中

〔利〕甘寒入心經祛風痰解風熱鎮心肝安五臟利竅

治大人中風不語小兒客忤驚癇其氣味同功與竹瀝而性稍和緩無寒滑之患瀉熱豁痰涼驚癇

【脩治】生南海鏞竹中此是竹內所生如黃土着竹成片片如竹節者真此竹極大又名天竹津氣結成其內有黃本草作天竺者非採無時

黃丹 一名鉛丹瀉心

【害】性味沉陰能損陽鉛粉主治畧同內服雖能消疳逐積殺蟲然其性冷善走如脾胃虛弱者不宜用姙婦亦忌

【利】鹹寒鎮心安魂墜痰消積殺蟲治驚疳瘧痢外用解熱拔毒止痛生肌肉長凡使燥濕墜痰解熱但宜外

用

〔修治〕黑鉛加硝黄盐礬鍊成凡用水漂淨炒紫色出火毒

象牙 瀉心

〔害〕苦寒之極不利脾胃凡瘡症脾弱目病血虛者不宜多服

〔利〕甘苦涼清心腎之火療風癇驚悸骨蒸痰熱瘡毒剉屑煎服氣和味平於臟腑無逆象肉壅腫以刀刺之半日即合治金瘡不合者用其皮灰亦可熬膏入散爲合金瘡之要藥長肌肉之神丹諸鐵及雜物入肉刮牙屑和水敷之立出諸物刺咽磨水服止亦出

〔修治〕出西番象每脫牙自埋藏之崑崙諸國人以木

牙潛易焉

真珠 瀉心

〔害〕珠體最硬（堅）研不細能損人臟腑病不由火熱者勿用

〔利〕甘鹹寒水精所蘊水能入心肝二經鎮心安魂墜痰明目治聾驚熱痘疔下死胎胞衣拔毒收口生肌

〔修治〕河蚌感月而胎取新潔未鑽綴者人乳浸三日研粉極細如飛麪用「心所藏神魂大抵寶氣多能鎮心安魂如金箔琥珀真珠龍齒之類亦借其神氣也

赤小豆 瀉火定驚

【害】最滲津液久服令人枯燥肌瘦身重凡水腫脹滿總屬脾虛當禳補脾胃藥中用之病已即去勿過劑也

【利】甘酸平入心小腸性下行遂而通行水散血去蟲止渴行津液清氣滌煩熱蒸通乳汁胞胎產最要除痢疾止嘔吐脾胃最宜治有形之病消腫散凡瘡疽潰爛幾絕者為末敷無不立效雞子青調塗性粘乾則難揭入苧根末則不粘未潰者箍之則四斂中起已潰者敷之就瘥相思子苦平研服能心腹邪氣風痰瘴瘧及蠱毒

【脩治】深秋八月採以緊小而赤黯色者入藥其稍大

而鮮紅淡紅色者并不治病今肆中半粒黑者是想思子一名紅豆有毒

欝金

〔害〕今醫用此開欝罕效如真陰虛火亢吐血不關火炎搏血妄行溢出上焦不關肺肝氣逆以傷肝吐血者不宜用也近日欝症多屬血虛用破血之葯開欝欝不能開而陰已先敗致不救者多矣今市中所用者多是姜黃并有以蓬术僞之者俱峻削性烈病挾虛者大忌

〔利〕苦辛微甘氣寒入心及包絡肺肝四經開血積壅生肌定痛本入血之氣葯其治吐血衄血婦經脉逆

行者血屬火炎故此能降氣氣降即火降而性入血故能導血歸經〔解肝鬱瀉火涼血破瘀〕

〔脩治〕有川産廣産其根體鋭圓圓如蟬腹外黄内赤去皮火乾色鮮微香折之光明脆微苦中帶甘者乃真敲碎入煎或磨汁沖

合歡皮 一名夜合 補心

〔害〕氣味平和與病無忤

〔利〕甘平安五臟和心志令人歡樂無和血止痛明目消腫續筋骨長肌肉殺蟲〔和調心脾得酒良〕

〔脩治〕採無時不拘去粗皮炒用入煎爲末熬膏外治並妙

龍角補心

〔害〕同龍骨見肝部

〔利〕辟邪治心病

〔脩治〕亦同

白茅根瀉心

〔害〕吐血因於虚寒者非其所宜因寒發嗽中寒嘔吐濕痰停飲發熱並不宜服

〔利〕甘寒入心脾胃小腸四經凉金定喘平血逆清瘀血利水濕療淋瀝崩中

茅花止血茅針𤸎潰一針潰一孔〔能瀉火消瘀凉血止嗽〕

本草害利卷上　　六

〔脩治〕三月採四月採根花六月掘根去毛用

〔瀉心補遺〕

人中黃

〔害〕苦寒之極不利於脾胃虛寒傷寒溫疫非陽明實热者不宜用痘瘡非火热鬱滯因而紫黑乾陷倒靨者不宜用

〔利〕苦寒入心一作胃清痰火消食積大解五臟實熱治陽毒狂發清痘瘡血熱解百毒敷疔瘡

金汁主治同人中黃而功勝瀉實热

〔脩治〕用竹筒刮去青皮納甘草末於中緊塞其孔冬月浸糞缸中至春取出洗懸風處陰乾取末

金汁

法椶皮綿紙上鋪黃土淋糞濾汁入新甕椀覆埋土中一年清若泉水全無穢氣勝於人中黃年久彌佳

牛黃

〔害〕小兒傷乳作瀉脾胃虛寒者忌之東垣云牛黃入肝治筋中風入臟者用以入骨追風若中府中經者誤用之反引風入骨如油入麪莫之能出爲害非輕有平素積虛而一時驟脫者景岳以非風名之尤忌用之瀉熱利痰涼驚

〔利〕苦甘涼瀉心主之熱攝肝臟之魂利痰涼驚通竅辟邪治中風入臟驚癇口噤能入筋骨以搜風得丹皮菖蒲良人參爲使

脩治一牛有黄必多吼喚以盆水承之伺其吐出迫喝即隨水名生黄

肝部藥隊

〔補肝猛將〕

枸杞子

〔害〕雖爲益陰除熱之要藥，若脾胃虛弱時泄瀉者勿入，須先理脾胃，俟瀉止用之，須同山藥、蓮肉、車前、茯苓相兼，則無潤腸之患，故云脾滑者勿用。

〔利〕甘微溫，滋肝益腎，填精堅骨，助陽養補虛勞，強筋明目，除煩止渴，利大小腸，故又爲溫大腸猛將。

〔脩治〕九月採子，酒潤一夜，擣爛入藥，或用炭以甘州河西所產紅潤小核者佳。

烏梅

本草害利卷上　二十

〔害〕病有當發表者大忌酸收誤食必爲害非淺食梅則津液泄者水生木也津液泄者則傷腎腎屬水外爲齒故多食損齒傷筋蝕脾胃令人發膈上痰熱

〔利〕酸澁而溫補肝膽入肺脾血分定久嗽定渴歛肺之氣止血痢濇腸之力清音去痰涎安蚘理痰熱消酒毒食惡肉疽愈後有肉突起燒烏梅敷之一日減半二日而平真奇方也肝以酸爲瀉而又以本味爲補肝膽猛將

〔脩治〕去核微炒或蒸熟

白梅

〔害〕按素問云過於酸肝氣以津又云酸走筋筋病無多食酸雖能生津泄肝然酸味歛束違其所喜也不

宜多食齒痛及病當發散者咸忌之

〔利〕烏梅白梅所生諸病皆取其酸收之義功用略同

牙閉擦齦涎出便開刀傷出血研敷即止

〔修治〕青梅熏黑爲烏梅鹽煮爲白梅亦曰霜梅安吉

者肉厚多脂最佳五月採實火乾過食而齒齼嚼胡

桃肉解之熟者笮汁曬乾收爲梅醬夏月調渴水飲

之

山茱萸肉

〔補肝次將〕

〔害〕凡命門火熾强陽不痿者忌之膀胱結熱小便不

利者法當清利此藥味酸主斂不宜用陰虛濕熱不

宜用即用當與黄柏同加 惡桔梗防風防己

〔利〕酸濇微温固精秘氣補肝膽腎強陰助陽事煖腰膝縮小便閉遺泄還耳聰而已其響調月事而節過多藥實爲使

〔修治〕五月採實陰乾以酒潤去核緩火熬乾方用核能滑精不可服

菟絲子

〔害〕其性温燥偏補凝正陽之氣能助人筋脈腎家多火強陽不痿大便燥結者忌之

〔利〕甘辛温入肝腎脾續絶傷益氣力強陰莖堅筋骨勞損溺有餘淋瀝寒精自出口苦渴 煎湯任意飲之

寒血爲積爲元上品得酒良山葯松皮爲使

〔脩治〕九月採實曝乾凡用以温水淘去沙酒浸一夜暴乾搗之不盡者再浸搗須臾悉作餅焙乾用

何首烏

〔害〕此爲益血之物相悪與萊菔同食令人鬚髮早白忌與附子仙茅姜桂等諸燥热藥同用若犯鐵器損人

〔利〕苦甘濇微温入肝腎收精氣補真陰強筋益髓壯陽事爲滋補良葯養血祛風虚劳瘦痿弱瘰癧「補肝癰家要葯補益肝腎調和氣血濇氣化虚痰」白雲苓爲使

〔脩治〕秋冬取根大者如拳竹刀刮皮米泔浸一夜切片用黑大豆拌蒸晒乾如此九蒸九晒乃用或生用

沙苑蒺藜

〔害〕性能固精若陽道數舉媾精難出者勿服反成淋濁

〔利〕甘温補腎益肝強陰益精虛勞腰痛遺帶下

〔脩治〕以酒拌蒸或鹽水炒用今肆中所賣者俱是花草子真者絶無出潼關狀如腎子帶緑色

鼈甲

〔害〕其性陰寒肝虛無熱忌用鼈肉涼血補陰陰冷而難消脾虛者大忌惡礬石忌莧菜鷄子

〔利〕鹹寒平，屬陰，色青入肝，補陰退熱而散結，治厥陰血分之病。勞瘦骨蒸，寒熱溫瘧，及經阻難產，腸癰瘡腫，驚癇斑痘，元氣虛羸，邪陷中焦。鱉甲能益陰熱。鱉色青，治皆肝症；龜色黑，主治皆腎症。同歸補陰，實有分別。龜版以自敗大者爲佳。鱉肉凉血補陰，亦治瘧痢，加生姜、砂糖煮作羹食，名鱉糖湯。鱉血如用柴胡加入數匙匙，而不過表。

〔脩治〕色緑九肋、九重七兩者爲上，醋炙或酒炙黄，或生用，刮白除其腥氣，恐有倒胃之弊。治勞，童便炙，亦可熬骨膏良。

龍骨

〔害〕其性濇而收斂凡洩痢腸澼及女子漏下崩中溺血等症皆血熱積滯而爲患法當通利疏泄不可便用止濇之劑恐積滯瘀血在内反能爲害惟久病虛脫者不在所忌畏石羔川椒魚腥及鐵器

〔利〕甘濇平入心腎肝大腸經能收斂浮越之正氣濇腸益腎固精安魂鎮驚辟邪解毒治多夢紛紜斂汗收脫縮小便生肌肉得人參牛黄良

〔脩治〕近世方法法入龍齒後但煅赤爲粉亦有生用者或酒浸一宿焙乾研粉水沸三次用如急用以酒煮焙乾或用凡入藥須水沸晒乾每斤用黑豆一斗蒸一伏時晒乾用否則着人腸胃晚年作熱也

龍齒

尤能定驚鎮心安魂龍爲東方之故其潛藏於水氣入腎藏中骨主腎病故能又益腎也肝藏魂能變化魂飛不定者治之以龍齒

左顧牡蠣

〔害〕凡病虛而多熱宜之虛而有寒者忌之腎虛無火精寒自出者非宜惡吳茰細辛麻黄

〔利〕鹹以軟堅化痰濇以收脫微寒以清熱補水利濕止渴海水化成潛伏不動故體用皆陰爲肝腎血分之藥用左宜以平肝也貝母爲使得蛇床遠志牛膝甘草良

〔脩治〕塩水煮一伏時煆粉或生用

海蛤蜊殼

〔害〕蛤粉善消痰積血塊然脾胃虛寒者宜少用或加益脾胃葯同用爲宜

肉氣味雖冷與服丹弱人相反服之令人腹結痛凡使海蛤勿由游波虫骨相似只是面上無光誤餌令人狂走欲投水如鬼祟惟醋能解之

〔利〕與牡蠣同功肉鹹冷止渴解酒大抵海屬鹹寒功用畧同江湖蛤蚌但能清熱利濕不能軟堅蜀漆爲使畏狗胆甘遂芫花

〔脩治〕四五月淘沙取之炭煆火研成粉或生搗碎

木瓜

〔害〕下部腰膝無力由於精血真陰不足者不宜用其味酸愚澀傷食脾胃未虛積滯多者不宜用愚爲謂性溫必燥腎惡燥故久服損齒及骨鍼經云多食之令人癃閉溺者爲癃忌鐵器

〔利〕酸濇而溫和脾理胃斂肺伐肝氣脫生收氣滯能和故筋急能舒筋緩能利攻濕痺治脚氣但酸收能閉小便須與車前子同用

〔脩治〕八月採實切片晒乾入藥宣州瓜陳甡者良

桃仁

〔害〕性善破血散而不收瀉而無補過用之及用之不

得其當能使血下不止損傷真陰凡經閉不通由於血虛而不由於瘀滯産後腹痛由於血虛空痛而不由於留血結塊大便不通由於津液不足而不由於血燥閉結誤用之大傷陰氣双仁有毒不可用桃梟其功專於辟邪去瘵病值虛者忌與桃仁用同桃花攻決爲用但可施於氣實有餘之症若無故而因除百病美顏色諸謬說而服之爲害不少耗人陰血損元氣勿用千葉花令人鼻衂不止目黄藏器乃言食之患淋

桃葉苦平殺蟲發汗採嫩者名桃心入藥尤勝

桃子辛酸甘熱微毒多食令人有熱癰節

〔利〕桃仁苦甘平入肝大腸兩經破諸經血瘀潤大腸血燥肌有血凝而燥痒堪除熱入血結而狂言可止香附爲使

〔修治〕桃仁去皮尖炒黄用或麩炒或燒存性潤燥活血宜湯浸行血宜連皮尖生用以六七月採桃核敲碎取仁陰乾採之千葉者勿用以絹袋盛懸檐下陰乾用桃梟是桃實在樹上經冬者正月採之實者良酒拌蒸焙乾去核用主辟邪祛祟桃爲五木之精故能解邪殺鬼亦可殺蟲桃花苦平峻利通攻瀉痰飲滯血下宿水療風狂黄帝書云食桃飽飽入水浴令人成淋及寒熱病桃實多食令人膨脹及生癰癤有

損無益與鼈肉同食患心痛服朮人忌食之

青橘皮

〔害〕性最酷烈善破脇下小腹之滯氣然誤服之立損真氣爲害不淺凡欲施用必與補脾葯同用庶免遺患必不可單用也肝脾氣虛者概勿施用辛能發汗氣虛及有汗者禁用

〔利〕苦辛温色青氣烈入肝膽氣分疏肝瀉肝引諸葯至厥陰之分下飲食入太陰之倉最能發汗「柴胡疏氣青皮平下焦肝氣皮能達皮辛能發汗故又爲瀉三焦猛將破滯氣愈低愈效削堅積愈下愈良」

〔脩治〕八月採青橘皮乃橘之朱黄而青色者薄而光

其氣芳烈今人多以小柑小柚小橙僞之不可不慎辨之入藥以湯浸去穰切片醋炒少用

蓬莪蒁

〔害〕凡經事先期及一切血熱爲病忌之若崩中淋露皆應補氣血凉血清熱則愈一切辛走之藥法當所禁虛人服之積未去而真氣已竭兼以參术或庶幾耳

〔利〕辛苦而辛入肝經治中之血破血行氣消瘀止痛若須用與健脾補元之藥同用無損耳得酒醋良

〔修治〕根如生薑莪生根下似卵不齊堅硬難搗九月採削去粗皮蒸熟暴乾入氣分灰火煨透乘熱搗之

沉香 入血分醋酒磨

（害）凡冷氣熱逆氣氣欝氣結殊爲要葯然而中氣虛氣不歸元氣虛下陷忌火心經有實邪者忌之非命門真火衰者不宜入下焦葯用陰虧火旺者切勿沾唇

（利）性沉温燥辛温平肝降氣調胃中氣而胃開裨下焦而腎煖理家痰涎故入腎命門煖助精陽行氣去肌膚水腫通大腸虛閉治小便氣淋

（脩治）待燥碾碎若入劑惟磨汁臨時冲入須要色黑不枯硬重沉於水油熟者爲上半沉者次之不可見

火嚼之香甜者性平辛辣者性熱入丸散以紙裹置懷中

〔瀉肝次將〕

香附

〔害〕性燥苦溫之性品而能耗血散氣氣虛血弱服之恐損氣而耗血愈致其疾凡月事先期因於血熱法當涼血勿用此藥誤犯則愈先期矣

利氣香味辛能散微苦能降微甘能和乃血中氣藥通行十二經八脈氣分又爲入金（木）之宮所與膽同源爲瀉之品開鬱化氣發表消痰藥也統領諸血藥隨用得宜乃氣病之總司女科之主帥帥故胎産神良

得童便醋芎藭蒼朮良

〔脩治〕二八月採根下子陰乾火燎去毛以水洗淨石上磨去皮鬚生用上行胸膈外達皮膚或磨汁熟則下走肝腎外徹腰足潤燥補虛童便炒浸入血分鹽水行經絡酒浸炒消痰積聚醋炒制燥蜜炒化痰姜汁炒入腎氣鹽炒炒黑止血故統治三焦勿犯鐵器稻草煮之苦不

木香

〔害〕香燥而偏於陽脈虛而有熱者血枯而燥者忌元氣虛脫血枯而燥及陰虛內熱諸病有有痛屬火皆禁用

丹溪曰味鮮辛氣升若陰火衝上者反取火邪

〔利〕辛苦温三焦之（氣分）藥泄肺氣疏肝氣和脾氣開諸鬱温中而治心疼生肌理氣煖熱止瀉以其降氣開鬱故又爲瀉三焦猛將（火畏）

〔脩治〕冬月採根晒乾爲藥以其形如枯骨味苦粘牙者良（凡）入理氣藥只生用不見火或磨汁若實腸止瀉宜麵裹

東垣用黄連製亦有蒸用

延胡索

〔害〕辛温走而不守經事先期虛而崩漏産後虛運均忌之

〔利〕辛苦而温入心包肺脾肝能行血中氣滯氣中血滯調經脉利産後暴血上衝折傷積血瘀疝舒筋理通身諸血痛止腸痛心疼爲活血利氣之葯也

〔脩治〕立夏掘取今多出浙江筧橋根如黑半夏黄色而堅産東陽者粒頭細生用破血炒用調血酒炒行血醋炒止血

柴胡

〔害〕柴胡爲陰必陰氣不舒致陽陽氣不達者爲恰對若陰已虛者陽方無倚而欲越更用升陽發散是速其斃矣故凡元氣下脱病屬虛而升氣者忌之嘔吐及陰虛發熱火熾炎上不因血凝氣阻爲寒熱者近

此正如砒鴆之毒也瘧非小陽經者勿用治瘧必用柴胡其説誤解　惡皂角畏女菀藜蘆

〔利〕苦微寒入肝膽三焦心包四經爲少陽表藥故治瘧發表和裏退熱主清陽上行解鬱調經宣暢氣血主陽氣下陷治上焦肝氣前胡半夏爲使行三焦膽經黄芩爲佐行心包肝經黄連爲佐

〔脩治〕二月八月採得去鬚及頭用銅刀削去赤薄皮少許以粗布拭淨切用勿令犯火立便無效也　酒炒則升蜜炒則和

按柴胡有二種色白黄而大者爲銀胡以勞瘧骨蒸虛勞瘠熱色微黑者以解表發散本經無分别但用

銀州者爲最則知其優於升散而非除虛熱之葯明矣衍義所載甚詳故表而分之

芎藭

（害）其性辛散走泄真氣上行頭目下行血海凡病氣升痰喘虛火上炎嘔吐咳逆自汗若升陽易汗盜汗咽乾口燥骨蒸發熱作渴煩躁及氣弱人不宜用單服久服人暴亡亦泄其真氣使然也 畏黃連硝石惡黃芪山茱萸

（利）辛溫升浮爲心包肝膽三焦潤肝燥補肝虛乃血中氣葯升清陽而開諸鬱爲風散瘀止痛調經小者名撫芎止痢開鬱爲上升辛散之力也白芷爲使伏雌黃

〔修治〕八月根下始結乃可掘取暴乾凡用以川中大塊裏色白不油嚼之微辛甘者佳酒炒其苗作菜頗香俗呼香芹菜余西北道上曾食之

金鈴子 一名苦楝子

〔害〕苦寒止宜殺蟲若脾胃虚寒者大忌

〔利〕苦寒能導小腸膀胱之熱因引心包相火下行通利小便爲疝氣要藥治傷寒熱厥腹痛療疥瘡殺三蟲茴香爲使根皮微寒殺諸蟲通大腸採無時

〔修治〕苦楝子以川中者爲良十二月採得熬乾酒拌蒸軟去皮核取肉用凡使肉不使核使核不使肉如使核搥碎用近惟酒炒亦有去取皮用則苦寒性減

子如小鈴熟則色黃故名金鈴子

赤芍藥

〈害〉赤芍破血凡一切血虛病及泄瀉産後惡露已行小腹痛已止癰疽已潰並不宜服惡芒硝石斛鱉甲畏鼈甲小薊反藜蘆

〈利〉苦酸微寒瀉肝火專行惡血兼利小便腸治腹痛脇痛堅積血痺疝瘕經閉腸風癰腫目赤能於土中瀉木赤散邪能行血中之滯雷丸爲使

〈脩治〉分栽時根氣味全厚八九月掘取切片酒炒單瓣紅芍藥

栝樓

一名瓜蔞

〔害〕寒胃滑腸胃虛少食脾虛泄瀉勿投畏牛膝乾漆惡乾薑反烏頭

〔利〕苦甘潤肺疏肝滑腸涼脾爲治肺熱咳嗽要葯清上焦之火使痰氣下降止一切血热又能蕩滌胸中欝热厚（垢）膩生津止渴清咽良劑亦能結胸热痺之主葯

〔脩治〕九月採取括圓黃皮厚蒂小樓則形長赤皮蒂粗陰人服蔞陽人服括並去殼皮革膜及油土瓜蔞功用相倣惟實热壅滯者宜之稍挾虛切勿妄投去油搗霜潤肺之性而凉脾之功勝利水瀉热行血墮胎

白蒺藜

〔害〕細審其質性不過瀉氣破血之品故能墮胎古方俱用以爲補腎者乃誤傳也〔愚按補腎者想潼關蒺藜今肆中無所用蓋不分也〕

〔利〕辛苦而溫瀉肺疏肝散風勝濕破血催生通乳閉消癥瘕

〔脩治〕八月七月採子酒炒研去刺用

佛手柑

〔害〕單方多用恐損正氣

〔利〕辛苦溫性中和理上焦肺氣而平嘔健中州脾運而進食疏氣平肝除痰止嗽

〔脩治〕去白或炒鮮者尤佳産閩廣古方枸櫞音矩員或蒸露用

鈎藤

〔害〕但性稍寒無火者勿服除驚癎眩暈平息肝風相火之外他無所長凡病風温邪未入營尚在上中二焦衛分也誤服之恐致昏譫以其輕揚入肝未免激動肝陽上升升則濁邪上蒙清竅故也

〔利〕甘寒舒筋除眩運心熱煩躁下氣寬中治小兒驚癎客忤胎風袪肝風而不燥庶幾和中今去梗純用鈎功加倍

〔脩治〕三月採有刺類釣鈎古方多用皮久煎則無力

俟他藥煎就方入鉤籐三沸即起頗得力也

時珍曰苦寒過服恐傷胃中生發之氣反取火邪亦久服黄連反從火化之義也

〔凉〕肝猛將

龍膽草

〔害〕苦寒大損胃氣無實火者忌之雖能除實熱泄肝胆然胃虚血少者不可輕試凡病脾胃兩虚虚而有熱者皆忌服亦勿空腹服令人溺不禁以其減太甚故也

〔利〕大苦大寒沉陰下行入肝胆而瀉火兼入膀胱腎經除下焦濕熱能明目柴胡爲主龍胆爲使目疾要

葯若目疾初（起宜）發散忌用寒凉治小兒客忤驚痞
忌地黄赤小豆貫衆為使
〔修治〕二八月十二月採得陰乾甘草湯浸一宿漉出
暴乾用或酒浸炒

胡黄連

〔害〕性味苦寒之極設使陰血不足真氣耗竭而脾陰
胃氣俱弱切勿妄投須與健脾胃等葯同用乃可無
弊慎之忌畏惡俱同黄連
〔利〕苦寒入胃肝膽三經主虚家骨蒸初起可用久痢
胃氣實可用醫小兒疳積驚癎其性味功用似黄連
〔修治〕不拘時月收採折之塵出如煙者真

〔涼肝次將〕

羚羊角

〔害〕性寒能伐生生之氣凡肝心二經有熱者宜之無火熱者勿用

〔利〕苦鹹瀉心肺肝邪熱下氣降火解毒散血祛風舒筋故能明目去障治驚癎搐搦亦治狂越僻謬夢魘傷寒伏熱氣逆食噎不通羚之性靈而精在角故又辟邪散痰血而療瘧瘡解諸毒也

〔脩治〕出西地似羊而大角有節最堅勁能碎金石與貘骨明亮而不黑者良多兩角一角者更勝鎊片綿包或磨汁用入丸散須要不折元對繩縛鐵剉剉細

搗篩更研萬區入葯免刮人腸

夏枯草

〔害〕久服亦傷胃家

〔利〕辛苦微寒緩肝火解內熱散結氣治瘰癧鼠瘻瘿瘤乳癰乳巖目珠夜痛能散厥陰之鬱火故也土瓜爲使伏汞砂

〔脩治〕此草夏至後即枯四月採晒乾用

石決明

〔害〕多服令人寒中永不得食山龜令人喪目

〔利〕鹹涼除肺肝風熱而明目内服療青盲內障外點散赤膜外障除目疾及肝火外他用甚稀亦治骨蒸

劳热通淋

〔脩治〕採無時七孔九孔者佳或煅研或生搗或塩水煮用

青蒿

〔害〕苦寒之葯多與胃家不利凡產後血虛內寒作瀉及飲食停滯泄瀉勿用產後脾胃薄弱忌與歸地同用

雷公曰使子勿使葉使根勿使莖子葉根莖四件若同使翻然成痼疾

〔利〕苦寒入肝膽腎治三焦清暑治骨蒸劳瘦骨間伏热殺鬼疰傳屍

苦寒之葯多與胃家不和惟青蒿芬芳襲脾宜於血虛有熱之人取其不犯中和之氣耳

〔修治〕四五月採莖葉八九月採子蒿梗功用相同晒乾入葯或熬膏或蒸露

菊花

〔害〕苦寒之品非胃家所宜牧豎閒談云真菊延齡野菊泄人故丹溪曰野菊服之大傷胃氣是也

〔利〕甘苦微寒補益金水善制風木去胸中之熱袪頭目之風白术枸杞地骨皮桑白皮爲使

〔修治〕滁州菊單瓣色白味甘者爲上杭州黃白茶菊味苦者次之其餘苦菊單不入葯或炒黑或煨炭或

生用九月採摘暴乾野菊苦辛慘烈有小毒調中破血治癰腫疔毒連莖葉搗敷服皆效

〔溫肝猛將〕

肉桂

〔害〕其氣大熱燭熱偏勝陽氣表裏俱達和營氣散表邪出汗實腠理則桂枝爲長故仲景以治冬月傷風寒病邪在表者肉桂桂心實一物也衹去皮耳此則走裏行血除寒破血平肝入右腎命門補相火不足然大忌於血崩血淋尿血陰虛吐血咯血鼻衄齒衄汗血小便因熱不利大便因熱燥結肺熱咳嗽肺熱氣不下行每上見熱症下見足冷産後去血過多產

後血虛發熱小產後血虛寒熱陰虛五心煩熱似中風口眼歪斜失音不語語言蹇澀手足偏枯中暑昏暈中熱腹痛婦人陰虛少腹痛一切溫病頭疼口渴陽症發斑發狂小兒痧疹腹痛作瀉痘瘡血熱乾枯黑陷婦人血熱經行先期婦人陰虛血熱經閉婦人陰虛往來口苦舌乾婦人血熱經行作痛男女陰虛內熱外寒中暑瀉痢暴注如火一切滯下純血由於心經伏熱腸風下血臟便血陽厥似陰夢遺精滑虛陽數舉脫陰目盲等三十餘症法並忌之誤投則禍旋踵謹察病因用舍在斷行其所明無行其所疑其慎毋嘗試也 忌生葱石脂

本草害利卷上 世

〔利〕甘辛大熱大温氣厚純陽入肝腎血分補命門相火之不足益陽消陰治痼冷沉寒平肝降氣引火歸元益火救元陽温中扶脾胃通血脉下焦腹痛能除奔豚癥瘕立效宣通百藥善墮胞胎得人參甘草麥冬良

〔脩治〕去粗皮用或研末冲入藥煎勿令泄氣或用米糁搗和爲丸先吞或用棗肉糊丸如前法吞隨症施用去内外皮爲桂心枝小氣薄者爲桂枝又有一種觀賓桂今書官桂但能温裏和營

桂枝

〔害〕同前

〔利〕甘辛而温氣薄浮升入肺膀胱温經通脉發汗解肌無汗能發有汗能止亦治手足痛風脇風爲手臂之引經故列於温所用桂枝發汗乃調其營則衛自和風邪無遂自汗而解故用治風寒咳嗽有奇功非桂能發汗也汗多用桂枝者調和營衛則邪從汗解而汗自止非若麻黄之開腠理發汗也肉桂在下主治下焦桂心在中主治中焦桂枝在上主治上焦

〔脩治〕桂之氣味最薄者爲桂枝亦稱桂木或蜜炙用

吴茱萸

〔害〕陽厥似陰手足雖逆冷而口多渴喜飲水大小便閉結或小便通亦赤澀短少此火極似水内經謂爲諸

噤鼓慄如喪神守皆屬於火是也此與桂附干姜之類禁忌嘔吐咳逆上氣非風寒外邪及冷痰宿水所致者不宜用腹痛屬血虛有火者不宜用小腸疝氣非驟感寒邪及初發一二次不宜用霍亂轉筋由於脾胃虛弱冒暑所致非寒濕生冷干犯腸胃者不宜用一切陰虛之症及五臟六腑有熱無寒之人法所咸忌損氣動火昏目發瘡非寒滯有濕者勿用即有寒濕者亦宜酌量少用

〔利〕辛苦大熱疏肝燥脾溫中上下氣除濕解鬱去痰殺蟲逐寒主厥陰頭痛嘔逆吞酸痞滿噎膈食積瀉痢血痹陰疝奔豚癥瘕治陰寒攻心痛腳氣水腫所

謂衝脉爲病逆氣裏急又謂溫膀胱之猛將也

惡丹參硝石畏紫石英蓼實爲使

〔脩治〕九月九日採實開口陳久者良陰乾須深滾湯泡去苦烈汁七次始可焙用治疝鹽水炒治血醋炒止嘔姜汁炒疏肝胃黃連木香汁炒

細辛

〔害〕其性升燥發散凡病內熱及火升炎上上盛下虛氣虛有汗血虛頭痛陰虛咳嗽法所皆禁用即入風藥不可過五分服過一錢使人悶絕因其氣厚而性烈耳聾葉者服之害人 惡黃芪狼毒山茱萸忌生菜畏硝石滑石反藜蘆

〔利〕辛溫香燥善開竅散風寒入心肺腎三經能行心下水停以腎潤燥宣通遊風浮熱口瘡喉痺利九竅

〔修治〕二八月採根純陽切去頭子以水浸一宿暴用北產華陰者細而香最佳南產者名土細辛稍大而不香又名馬辛

胡椒

〔害〕辛熱之物如血分有熱者與夫陰虛發熱咳嗽吐血咽乾口渴熱氣暴衝目昏口臭齒浮鼻衄腸風臟毒痔漏泄瀉等症切勿輕餌誤服能令諸症即時劇作慎之世人因其快膈嗜之者衆然損肺走氣動火動血損齒昏目發瘡痔臟毒必陰氣至足者方可用

〔利〕辛热入脾胃肝大腸四經溫中下氣快膈消痰治寒痰食積蓋此藥猶如附桂使於陰虛火衰必與歸地同用則無偏勝之弊也畢澄茄即胡椒之大者僭上

〔脩治〕五月採收暴乾乃皺

骨碎補

一名猴姜又名申姜

〔害〕勿與風藥同用「以其苦堅腎腎藏惡燥再加風藥溫燥反傷血液是爲太過」

〔利〕苦溫入肝腎二經主骨碎折傷去瘀生新治腎虛洩瀉耳響牙痛

〔脩治〕冬採根以銅刀刮去黃毛細切蜜拌蒸百晒乾

用急用只焙干不烝亦得也

〔温肝次將〕

菟絲子 見前補肝部

艾葉

〔害〕純陽香燥凡血燥生熱者禁用與炙火亦大損陰血虛者宜慎胎胞動不安由於熱而不由於寒娠妊下痢膿血由於暑熱濕腸胃熱甚而非單濕爲病崩中由於血虛内熱經事先期由於血熱吐血衄由於血虛火旺由於鬼擊中惡霍亂轉筋不由於寒邪而由於脾胃虛弱停滯或於暑濕所致不孕由於血虛而不由於血虛而必由於風從襲入子宫法並忌用

〔利〕生温熟热辛可利竅苦能疏通入肺脾肝腎四經氣血交理安胎氣煖子宮故婦科帶下調經多需之理血痢腸風治崩中吐衄外用灸除百病陳者良醋香附爲使

〔脩治〕三月三日五月五日採葉暴乾揉搗如綿謂之熟艾陳久者可用蘄州艾爲上煎服宜鮮者生用或燒成炭入女科丸散酒醋煮搗成餅子烘乾再搗爲末用

山茱萸 見本藏補部

蘹香 一名茴香

〔害〕其性燥(温)能昏目發瘡若胃腎多火陽道數舉得热

則吐者均戒大茴香性熱功用畧同

〔利〕辛溫香入胃肝腎膀胱四經主腹痛疝氣平霍亂血逆得酒良

〔脩治〕八九月採實陰乾小如粟米者謂之小茴香力薄酒炒黄用自番舶來者實如大柏裂成四瓣一核大如豆黄褐色有仁味更甜俗呼舶茴香又曰八角茴香又名大茴香入下焦葯鹽水炒用

〔肝部補遺〕補瀉涼溫

補肝

金毛狗脊

〔害〕性溫燥腎虛有熱小水不利或短澀赤黄口苦舌

乾皆忌之惡敗醬莢草

〔利〕苦平入肝腎二經強筋壯骨治男子腰腳軟痛女人關節不利草薢爲使

毛名金獅（毛）子止金瘡血出良

〔脩治〕二八月採根暴乾火燎去鬚細切子酒浸一宿蒸三時取出晒乾用一名扶筋

川續斷

〔害〕禁與苦寒藥同用以治血病及與大辛熱藥用於胎前另又一種草茅根如續斷誤服令人筋軟惡雷丸

〔利〕味苦辛微溫補肝腎通血脈理筋骨主勞傷煖子

宮縮小便止遺溲破瘀血腰痛胎漏崩帶腸風血痢癰腫痔毒又主金瘡折跌止痛生肌收胎産莫缺地黃爲使

〔脩治〕川産良狀如鷄脚皮黃皺節節斷者真七八月採根去向裏硬筋酒浸伏時焙干入葯

冬瓜子 瓜一名白瓜

〔害〕瓜性冷利凡臟腑有熱者宜之冷者食之人瘦若虛寒腎冷久病滑溲者勿食令人反胃須起霜食之乃佳

〔利〕甘平補肝明目清肺潤瓜其性寒瀉熱甘益脾利二便止消渴消水腫散熱毒癰腫皮甘寒益脾以皮

行皮故通二便能消水腫瀉熱毒止消渴葉治消渴瘧疾寒熱

〔脩治〕七八月採待取霜後取之收藏彌年可作菜果入葯漆麝香及糯米觸之必爛其子在瓤中成列部取去瓤暴乾用凡葯中所用瓜子皆冬瓜子也

雞鷄

〔害〕性熱動風凡熱病初愈癰疽未潰素有風疾人咸忌之年久老雞腦有大毒食之能發疔中其毒發疔者以玉樞丹解之冠血性溫痘瘡虛寒者得之固可資其起發倘因血熱而乾枯焦黑者誤用能更轉劇世人屢用冠血桑蟲發痘而不分寒熱者誤也

鷄有五色黑鷄白首者六指者四距者鷄死足不伸
者閹雞能啼者並不宜食之害人
（利）甘溫屬巽屬木補虛溫中動風煮汁性滑而濡烏
骨雞甘平屬水能益肝腎退熱補虛治肝腎血分之病
鷄冠居清高之分其血乃精華所聚雄而丹者屬陽
故治中惡驚忤熱血瀝口塗吹鼻本無乎天者親上
故塗口眼喎斜
雞子甘平鎮心安五臟益氣補血散熱定驚止嗽止
痢多食令人滯悶
哺雞蛋殼主傷寒勞復研敷下疳麻油調搽痘毒神效
鳳凰衣主久咳結氣失音雞屎白微寒下氣消積通

利大小便内經用治蠱脹合米炒治癥醋和塗蚯蚓蜈蚣咬毒

雞肶皮一名雞内金一名膍胵音皮鴟甘平性濇雞之脾也消水穀蠱除熱止煩通小腸膀胱治瀉利便数遺溺溺血崩帶腸風膈消反胃小兒食瘧男用雌女用雄雞腸治遺溺小便数不禁雞肝治肝虛目暗氣噎食不消四月勿服抱雞肉令人作癰成漏男女虛乏小兒五歲以下食雞生蛔雞肉不可含胡蒜芥李犬肝腎及兎食之洩痢同魚汁食成心瘕同鯉魚食成癰癤同獺肉食成遁口同生葱食成蟲痔同糯食生蚘

本草害利卷上　四四

〔脩治〕雞雞屬木分而配之則丹雄鷄得離火陽明之象白雄鷄得庚金太白之象故辟邪惡者宜之烏雄雞屬木烏雌雞屬水故胎產宜之黄雄雞屬土故脾胃宜之而烏骨者又得水木之精氣故虛熱者宜之反毛鷄治反胃各從其類也

牛筋

〔害〕老病及自死牛食之損人

〔利〕甘温補肝強筋益氣力續絶傷鹿筋同功

〔脩治〕臘月收採風乾用鮮者力勝

羊肝

〔害〕羊食毒草凡瘡家及痼疾者食之即發宜忌之反

半夏菖蒲

〔利〕色青補肝而明目胆苦寒點風淚眼赤障白翳羊甘熱屬火補虛勞益氣力「壯陽道開胃健力強陰通氣散瘡○肺通肺氣止咳嗽利小便○腎益精助陽脘除翻胃○角明目殺蟲○血主產後血運悶絕生飲一杯即活中○金銀丹石砒硫一切諸毒生飲即解也」

〔脩治〕以竹刀切片用忌銅器及醋

鐵

吐

〔害〕海味鹹寒中寒者忌

〔利〕甘酸鹹寒補肝腎益精髓明耳目

〔脩治〕產寧波鄞縣南田者大而多脂爲第一 閩中者肉磈碣無脂膏不中食只可充食爲海錯上品一名麥螺一名梅螺用鹽滷醃或用甜酒釀可帶出遠不可入煎劑

血餘膠

〔害〕髮灰走血分而帶撒其主諸血證者是血見灰則止乃治標之義若伏其補益未必能也經熬煅成末後氣味不佳胃弱者勿服

〔利〕苦溫平入肝腎兼補陰消瘀能去心竅之血治諸血病吐衄血痢血淋崩帶父髮與蛋黃煎爲嘗治小兒驚熱已髮與川椒共煅令本體爲頭胎髮尤良更

衰瘡入芎歸湯宜用婦人頭髮産婦本髮尤妙

〔脩治〕將髮以皂莢湯水洗淨入罐固煅存性

五加皮

〔害〕下部無風寒濕邪而有火及肝腎虛而有火者勿服惡元參蛇皮

〔利〕辛順氣而化痰苦堅腎而益精溫祛風而勝濕筋骨之拘攣逐皮膚之瘀血治陰痿囊濕女子陰癢明目縮便愈瘡療疝釀尤良遠志爲使

〔脩治〕十月採根剝皮陰乾煮根莖釀酒飲益人

海螵蛸 一名烏賊骨

〔害〕氣味鹹溫血病多熱煮勿用惡附子白芨白蘞

〔利〕鹹走血溫和血入腎肝血分通血脈祛寒濕治血枯止腸風崩漏澀久瘧瀉痢腹痛環臍陰蝕腫痛肉酸平益氣強志通月經能淡鹽

〔脩治〕出東海亦名墨魚取骨魚鹵浸炙黃或漂淡用

寄生桑上

〔害〕雜樹上者氣性不同恐反有害寇宗奭云向有求此於吳中諸邑採不得以他木寄生服之逾月而斃可不慎哉

〔利〕苦堅腎助筋骨而固齒長髮甘益血止崩漏而下乳安胎舒筋絡骨而利關節和血脈而除痺痛

〔脩治〕三月採根枝莖葉銅刀切細陰乾用勿見火

紫石英

〔害〕石藥終燥，祇可暫用。婦人絕孕由陰虛火旺不能攝受精氣者忌用。

〔利〕甘辛溫潤，以去枯重以鎮，寧心神，養肝血。不足血海虛不孕者宜之，煖子宫之要藥。白石英甘辛微溫，潤以去燥，利小便，實大腸，治肺痿吐膿，咳逆上氣。十劑曰：潤可去燥，枯二英之屬是也。潤藥頗多，而徐之才取二紫白石英爲潤劑，存其意可也。石英五色，各入五臟，俱畏附子，惡黃連。

〔脩治〕紫石英色淡瑩徹，五稜，火煅醋淬七次，研末水沸。白石英如水晶者良。

〔瀉肝補遺〕

合歡皮 見心部

血竭 一名麒麟竭

〔害〕善收瘡口卻能引膿性急不可多用無瘀積者忌之

〔利〕甘鹹平性急色赤入心肝血分散瘀生新除血痛治金瘡折跌瘡口不可合止痛生肌

〔脩治〕出南番磨之透甲燒之有赤汁涌出久而灰不變色者真嚼之不爛如蠟為上假者是海母血味大鹹有腥氣須另研作粉篩過若同衆藥搗則化塵飛也

玫瑰花

〔害〕必竟伐氣之品，婦人血枯氣上逆者不可多用。

〔利〕甘苦平，香而不散，入肝能引血中之氣，肝病用之多效。

木蝴蝶

〔害〕氣味淡薄，與病無害。

〔利〕治肝氣，諸書多不載，近多用之，蓋取木喜疏，蝴蝶善動之意爾。

〔脩治〕形如皂莢，裏多白瓤，剖開取出，如蝴蝶狀，每張有子一粒，又名千張紙。錢塘趙學敏已採入本草綱目拾遺。

鐵落

〔害〕辛平有毒素問治陽氣太盛病狂妄善怒者用生鐵落正取伐木之義本草載大清服法言服鐵傷肝者余疑肝字爲準畏磁石皂莢

〔利〕辛平鎮心平肝定驚療狂消癰解毒鐵精鐵屑鐵繡鐵華大抵借金氣以平木墜下解毒無他義也鐵砂消水腫黃疸散癭瘤重以鎮墜能陽氣肝腎氣虛者忌用

〔脩治〕煅砧上打落者名鐵落即鐵屑如塵飛起者名鐵精器物生衣者名鐵華針砂是作針家磨鑢細末也須真鋼砂乃堪用人多以柔鐵砂雜和之飛爲粉

人莫能辨

銅緑 一名銅青

〔害〕服之損人血味酸平有微毒

〔利〕酸平色青入肝内科吐風痰之聚外科止金瘡之血女科理血氣之痛眼科主風熱之痛善殺蟲療疳

〔脩治〕以醋製銅刮用

緑礬 一名皂礬

〔害〕緑礬礬紅雖能消食肉堅積然能令人作瀉胃弱人不宜多用服此者終身忌食蕎麦犯之立斃

〔利〕酸涌涼散濇收燥濕化痰解毒殺蟲利便消食積散喉痺主治同白礬煅赤白絳礬能入血分伐肝木

燥脾濕同蒼术酒麴醋和爲丸酒下治木來尅土心腹中滿或黄腫如土色者名伐木丸乃上清金蓬頭祖師傳方

【修治】皁礬以其可染皂色故名深青瑩潔者良

澤蘭

【害】性雖和緩終是破血之品無瘀者勿輕用

【利】苦泄熱甘和血辛散鬱香舒脾微溫行血入肝脾通九竅利關節宿血通月經消癥瘕散水腫消蟲行而補和平又血海攻擊稽留其消水腫者乃血化之水非脾虛停濕之水也防己爲使

【修治】三月採苗陰乾 古方澤蘭丸甚多近今稟賦漸

薄不可常用也

明天麻

〔害〕凡病人覺津液衰火口乾舌燥咽乾作痛大便閉澀火炎頭暈血虛頭痛及風者忌用

〔利〕辛溫入肝經氣分通血脈疏痰氣治諸風掉眩頭旋眼黑語言不遂風溫𤸷痺小兒驚癇子名還筒子定風補虛功同天麻

〔修治〕三四月採苗七八月採根根類黃王瓜莖名赤箭明亮實者佳濕紙包於糠火中煨熟取出切片酒浸一宿焙乾用

花蕊石　一名花乳石

〔害〕大損陰血凡虛勞吐血多由火炎迫血上行當用滋陰降火者不宜服無瘀血停積胸膈不板者亦忌之

〔利〕酸濇氣平專入肝經血分能化瘀血爲水止金瘡出血下死胎胞衣惡血化則胞胎無阻

〔脩治〕出陜華代地體堅色黃採得鑵固濟頂火煆過出火毒研細水沸晒乾用

青礞石

〔害〕其功消積滯墜痰涎誠爲要藥然攻擊太過性復沉墜凡積滯癥結脾胃壯實者可用如虛弱者忌用小兒驚痰食積實熱初發者可用虛寒久病者忌之

王隱君製滾痰丸法謂百病皆生於痰不謂虛實寒热概用殊爲未妥不知痰有二因因於脾胃不能運化積滯生痰或多食酒麵濕热之物以致膠固稠粘咯吐難出者用之豁痰利竅除热泄結應如桴鼓因於陰虛火炎煎熬津液凝結爲痰或發热聲啞痰血雜出者如誤服之則陰愈虛陽火反熾痰热未退而脾胃先爲敗矣前人立方不能無弊在後人善於簡擇耳

〔利〕甘鹹平入肺胃大腸能平肝下氣化頑痰痞結行食積停留

〔修治〕出江北諸山有青白二種以堅細青黑中有白

星點者爲佳用鍋一個以礞石打碎入硝石等分拌匀炭火柑簇定煆至消盡其石色如金爲度取出如無金星者不入藥研末水沸去消毒晒乾用

蜈蚣

〔害〕惟有毒善走竄凡小兒慢驚風口噤不語大人温瘧非烟瘴氣所發心腹積聚非蟲結蛇瘕便毒成膿將潰咸忌之畏蜘蛛蜒蚰雞矢桑皮戎鹽

〔利〕辛温入肝經善走能散治臍風撮口驚癇瘰癧去風殺蟲墮胎瘡疥蛇癥瘴瘧

〔脩治〕七八月採取赤足黑頭者火炙去頭足尾甲將薄荷葉火煨用

蠍

〔害〕有毒此乃風藥凡似中風及小兒慢脾風病屬於虛者法咸禁之

〔利〕甘辛色青屬木故治諸風眩掉驚癇搐掣口眼喎斜瘧疾風瘡耳聾帶疝厥陰風木之病

〔脩治〕採無時青州形緊小者良全用謂之全蠍去足焙尾名蠍稍其力尤緊

水蛭一名馬蟥

〔害〕有毒破瘀血之藥儘多奚必用此難制之物戒之可耳用時須煆烟出若稍存性入腹尚能變水蛭嚙人腸臟非細故也畏石灰白塩

〔利〕鹹苦平治惡血積聚能通經墮胎赤白丹腫瘰癧結核腫毒初發入竹筒中合咂病處有功

〔脩治〕五六月採以水中馬蜞得囓人腹中有血者暴乾爲佳當展展其身令長腹中有子者去之性最難死雖以火炙經年得水猶活必炒枯黄入藥諸小者不堪用

蝱蟲

〔害〕有毒專噉牛馬之血逐瘀甚疾傷寒發黄脉沉細火腹鞕如小便不利者爲無血也症非蓄血不宜用若瘀未結者尤不宜用也女子月水不通由於脾胃薄弱肝血枯竭而非血結閉塞者不宜用孕婦服

中有瘀聚不宜用凡病氣血虛甚者形質瘦損者非氣足之人實有蓄血者勿可妄投惡麻黃

【利】寒苦攻血通行經絡墮胎只在須臾色青入肝瀉血破瘀

【脩治】五月蜚蝱噉牛馬血者伺其腹滿掩取乾之去翅足炒熟用

猪肝

【害】延壽書云猪臨宰絕氣歸所不可多食必傷人餌藥人不可食合魚鱠食生癰疽合鯉魚腸子食傷人神

【利】苦入肝諸藥中用爲向導瀉明目治小兒驚癇打

鼈青腫灸貼作膳常食有損無益
〔修治〕用子肝以竹刀切片

穿山甲 一名鯪魚
〔害〕性猛善竄用宜斟酌癰疽已潰痘瘡挾虚元氣不足不能起者不宜用
〔利〕鹹寒有毒專能行散通經絡達病所入肝胃二經治風濕冷痹通經下乳消腫潰癰爲外科要药
〔修治〕深山大谷皆有如鼉而小如鯉有足尾甲力更勝或生用或酥炙醋炙童便炙油煎土炒蛤粉炒當各隨本方制用

王不留行

〔害〕其性行而不住失血後崩漏家及孕婦並忌之

〔利〕甘苦平入陽明衝任之經走血分通血脈利便通經催生下乳汁止金瘡癰瘍疔毒

〔脩治〕花如鈴鐸實如燈籠子殼五稜取苗子蒸漿水浸焙用

〔凉肝補遺〕

青黛

〔害〕性凉中寒者勿使即陰虛有熱嗽者亦不宜用解毒治火固其所長古方多有用於諸血証者使非血分實熱而病由於陰虛內熱陽無所附火空上炎發爲吐衂咯血唾血等証用之非宜愈增其病宜詳辨

〔利〕鹹寒清肝火解鬱結治中下焦蓄蘊風熱吐血理幼稚驚熱毒惡腫染靛功同

〔脩治〕真者從波斯國來不可得也今用乾靛花取嬌碧者每觔淘取一兩亦佳内多石灰故須淘淨

蘆薈

〔害〕苦寒之性脾胃虚者犯之洞泄不止故凡小兒脾胃虚者弱不思食及泄瀉者禁

〔利〕大苦大寒功專清熱殺蟲凉肝明目鎮心除煩治驚癇敷䘌齒濕癬

〔脩治〕出波斯國狀似黑錫乃樹脂也採之不拘時月味苦色綠者真

密蒙花

〔利〕甘微寒，潤肝燥，治目中赤脉，青盲膚瞖音翳，眼疾也，青腫眵眼，小兒疳氣攻眼，善療眼疾，外無他用也。

〔修治〕産蜀中，樹高丈餘，葉冬不凋，其花繁密蒙茸，故名。二三月採花，揀淨，酒潤，焙用。

脾部藥隊

〔補脾猛將〕

白朮

〔害〕五臟皆陰世人但知補脾此指脾爲濕土之藏朮能燥濕濕去則健故曰補也不脾無濕邪者用之反燥脾家津液是損脾陰也何補之有此最易誤故特表而出之凡血少精不足內熱骨蒸口乾脣燥咳嗽吐痰吐血齒衄鼻衄咽塞病便秘滯下者咸忌之肝腎有築築動氣者勿服朮性燥而閉氣

劉涓子癰疽論云潰瘍忌白朮以其燥腎閉氣而反生膿作痛也

【利】苦甘术温健脾進食消穀補中化胃中痰水理心下急滿利腰臍血結祛週身濕痹君枳實以消痞佐黄芩以安胎茯苓為使

【修治】野术與潛术仙居术爲勝台產术力薄只可調理常病若生死關頭斷難恃以爲治江西术與浙江野术相似苦劣不堪用陳壁土炒或人乳拌蒸糯米泔浸

黄精

【害】生用則刺人咽喉

【利】甘平入脾補中益氣安五臟潤心肺填精髓助筋骨除風濕殺下三尸蟲

〔修治〕似玉竹而稍大故俗呼玉竹黄精又一種似白芨俗呼白芨黄精又名山生姜則恐非真者溪水洗淨九蒸九晒用

〔補脾次將〕

山藥 一名薯蕷

〔害〕忌同麪食

〔利〕甘平補脾肺腸胃四經益氣強陰治虛損勞傷心脾長肌安神清其虛熱除瀉痢止遺精

〔修治〕洗淨切片晒干或炒黄用入脾胃土炒入腎鹽水炒

白扁豆

〔害〕多食壅氣患寒热者不可食益指瘧邪未盡及傷寒外邪方熾不可服此補益之物耳如脾胃虛及傷食勞倦發寒热者不忌

〔利〕甘温補脾胃降濁升清消暑除濕止渴止瀉專治中宫之病衣青皮膚之濕热葉利暑濕

〔脩治〕炒研或生用或去皮用炒

時珍曰凡用取硬殼扁豆子連皮炒熟入藥

薏苡仁 一名米仁

〔害〕此除濕燥脾之藥凡病人大便燥結小水短少因寒轉筋急脾虛無濕者忌妊婦禁用

〔利〕甘淡微寒入胃土勝水淡滲濕瀉水故能健脾脚

氣疝氣泄痢熱淋益土所以生金故補肺清熱治肺癰肺痿咳吐膿血等症

〔脩治〕凡使每一兩以糯米一兩同炒熟去糯米用亦有更以鹽湯煮過者或炒或生用

大棗

〔害〕雖能補中而益氣然味過於甘甘令人滿脾必病也故中滿勿服凡風痰痰熱及齒痛俱非所宜小兒疳病亦禁生者尤爲不利食多致寒熱熱渴膨脹動臟腑損脾元助濕熱凡形羸瘦者不可食殺烏附毒忌葱魚同食

〔利〕甘平調中益氣滋脾土潤心肺和營衛緩陰血生

津液悦顏色和百葯紅棗功用相倣差不及爾

〔脩治〕擘去核用青州棗核細形大多膏甚甜特佳晒晉州棗肥大甘美次之頻食生蟲損齒貽害多矣紅棗益脾胃餘者止可充食入和解葯姜汁炒香入醒胃葯但去核炒香糊丸葯蒸透乘熱去皮核搗爛

甘草

〔害〕甘令人中滿然有濕之人若誤用之令成腫脹故凡諸濕腫滿脹病及嘔家酒家忌咸不宜服

〔利〕甘平入心肺脾胃生用氣平補脾胃不足而瀉心火炙用氣溫補三焦元氣若入和劑則補益入汗劑則解肌入涼劑則瀉邪熱入峻劑則緩正氣姜附加

之恐其潛上硝黃加之恐其峻下皆緩之之意稍止莖中作痛節醫毒腫諸瘡

〔脩治〕維以大徑寸而結緊斷文者爲佳謂之粉草細者名統草補中炙宜用大者瀉火宜生用細者白朮苦參乾漆爲使惡遠志反大戟芫花甘遂海藻然亦有並用者

胡洽治痰癖十棗湯加甘草

東垣治結核與海藻同用

丹溪治勞瘵與芫花同行非妙達精微者不能知此理也

余疑惡遠志與甘草相惡必誤載但用〔遠志〕甘草水浸用

可知

枳實

〔害〕惟專消導破氣損真丹溪曰瀉痰有衝牆倒壁之力其爲勇悍之氣可知凡中氣虛弱勞倦傷脾發爲痞滿者法當調中益氣則食自化痞自消若再用此破氣是速其斃也脹滿非實邪結於中下焦手不可按七八日不更衣者必不可用挾熱下痢亦亦非燥糞留結者必不可用傷食停積多因脾胃虛不能運化所致慎勿妄投如元氣壯實有積滯者不得已用一二劑病已即去之若不識病之虛實一概施用損人真氣爲厲非不淺誤投雖多參芪補劑亦難挽其尅

削之害也故特表以戒孕婦尤忌

〔利〕苦酸微寒入肺脾胃肝大腸五經破積有雷厲風行之勢瀉痰有推牆倒壁之功威解傷寒結胸除心下急痞按枳實枳殼性效不同

〔脩治〕皮厚而小者為枳實完大者為枳殼皆以翻肚如盆口狀陳者為良採破令乾除核微炙令乾切片小麥焦去麩用

萊菔子

〔害〕萊菔惟專下氣復能損血久食濇營衛白人鬚髮服地黃首烏者不可食

子消痰下氣更速凡虛弱者服之氣息難布息

〔利〕辛溫入肺脾胃長於利氣生用能吐風痰散風寒炒熟下氣定喘消食除脹生研堪吐風痰醋調能消腫毒治痰有衝牆倒壁之功誤服參芪此服能消之

萊菔辛甘平生食宣氣熟食降氣寬中消食化痰散疹菜辛苦溫功用略同亦甚消伐簪上過冬經霜者治喉痺黃疸有神功烟薰垂死嚼汁嚥下

〔脩治〕煮食過多停滯成溢飲生則噫氣熟則減氣多食滲人血則其白人鬚髮蓋亦由非獨因其下氣澀營衛也

〔瀉脾次將〕

六神麯

〔害〕辛温燥烈之品，凡脾陰虚胃火盛者不宜用，能落胎，孕婦不宜用。近今葯肆中多酒葯麴，其性酷烈，傷人臟腑，斷不可服。

〔利〕甘辛温，入脾胃二經，健脾消穀，食停腹痛無虞，下氣行痰，泄痢胃反有藉，亦能損胎。

〔脩治〕六月六日、五月五日，以白麪百觔，青蒿、蒼耳、野蓼各取自然汁三升，杏仁泥、赤小豆末各三升，以配青龍、白虎、朱雀、元武、勾陳、螣蛇六神，通和作餅，麻葉或楮葉包裹，如造醬黄蒸法，待生黄衣，晒乾收之。陳久者良，研細炒黄。建神麴力勝，出福建泉州范志吳一飛所造百草麴，每塊重不過兩，麴中大麥囫圇不

碎擘取咬之口中味覺清香者真炒研末服如其麥粒淡無氣味者僞品也近今各地用酒麴入諸葯草及毒葯造成其性酷烈斷不可用

麥芽

〔害〕有積消積無積消人元氣墮胎

〔利〕甘鹹溫入脾胃二經熟腐五穀消導無（而）傳運氣快脾寬腸和中下氣散結祛痰尤善通乳亦催生而墜胎

〔脩治〕今以大麥發芽炒焦炒用古方麥芽實穬麥爲芽耳

山查

〔害〕性能尅伐化飲食，若胃家無食積及脾虛不能運化不思食者，食之反致尅伐脾胃發生之氣，令人嘈煩易飢。如脾胃虛兼有積滯者，當以補氣同施，亦不宜過用也。物類相感志云：煮老雞硬肉，入山查數顆即易爛。其消食尅伐之力，則愈彰矣。凡服人參不相宜者，服山查即解，一補氣也，一破氣也。又能損齒，齒齼人尤不宜也。

〔利〕酸甘微溫，入脾胃二經。健脾行氣，消食磨積，化痰散瘀，善去肉食腥羶油膩積，與麥芽之消穀積者不同。佐以茴香治疝氣，砂糖調服治兒枕痛，發小兒痘疹，行乳食停留，炒成炭則健脾消食之功良，而酸收

之性減

〔脩治〕九月霜降後取帶熟者去核晒干炒用

枳殼

〔害〕洩肺走大腸而能損至高之氣肺氣虛弱者忌之脾胃虛中氣不運而痰壅喘急者忌之咳嗽不因於風寒入肺氣壅者服之反能作劇咳嗽由於陰虛火炎者服之立致危殆

〔利〕苦微寒入肺脾胃肝大腸五經破至高之氣除咳逆停痰助傳導之官消水留脹滿兼能大清膀胱枳實性急枳殼性緩俱可磨汁用而力更遜

〔脩治〕去瓤切片麩皮炒用

大腹皮

〔害〕性與梹榔相似病人稍涉虛者概不可用

〔利〕辛微溫脾泄肺下氣寬胸行水通大小腸治水腫脚氣痞脹痰膈瘴瘧

〔脩治〕去子洗淨如絨用其子近今肆中僞充梹榔入葯　孫思邈曰鴆鳥多棲梹榔樹上凡用梹榔大腹子皮宜先以酒洗以大豆汁再洗過晒乾入灰火燒煨切用

厚朴

〔害〕辛溫大熱性專消導散而不收脫人元氣畧無補益之功故凡嘔吐不因寒痰冷積而由於脾胃虛火

氣炎上腹痛因於血虛脾陰不足而非停滯所致洩
瀉因於火熱暴注而非積寒傷冷腹痛因於中氣不
足氣不歸元而非氣實壅中風由於陰虛火炎猝致
僵仆而非西北真中風寒邪傷寒發熱頭痛而無瘡
寒脹痛之候小兒吐瀉乳食將成慢驚大人氣虛血
槁延爲膈症老人脾虛不能運化偶有停積娠婦惡
阻水穀不入娠婦胎升眩暈婦娠婦傷食積冷娠婦腹
痛瀉痢娠婦傷寒傷風産酒後血虛腹痛産後中蒲
作喘産後洩瀉反胃以上諸症法所咸忌若誤投之
輕病變重重病必危不究其源一概濫用雖一時未
見其害而清純冲和之氣默爲之耗娠婦忌服服之

大損胎元氣可不慎哉惡硝石澤瀉忌豆

【利】苦降能瀉實蒲辛溫能散濕蒲入脾胃二經平胃氣調中消痰化食行結水破宿血散風寒調胸腹而止痛殺臟蟲治反胃嘔逆喘咳瀉痢冷痛共主乃結者散之之藥也干姜為使

【脩治】七八月採之味甘美取皮陰乾姜汁炒刮去粗皮用生姜汁炒炙或浸炒用味苦不以姜製則棘喉舌梓州龍州者為上皮極鱗皺而紫色多潤味辛者佳薄而白者堪不入藥

使君子

【害】無蟲積者勿食凡小兒泄瀉有赤積者是暑氣所傷

禁與肉果訶子等澀热葯同用服使君子後亦忌食
热物热茶犯之即作泄瀉
〔利〕甘溫入脾胃二經殺蟲消積治五疳便濁瀉痢瘡
爲小兒科要葯
〔脩治〕出嶺南州郡七月採子殼生用或蒸熟食或以
殼煎湯下嚥或云七生七煨合服

白芷

〔害〕燥能耗血散能損氣有虛火者忌凡嘔吐因於火
者禁用漏下赤白由陰虛火熾血热所致者勿用癰
疽已潰宜漸減
〔利〕辛溫入肺脾大腸三經通竅發汗除濕散風皮膚

燥痒風热爲病及血崩血閉腸風痔瘻濕热爲病尤
治頭風齒痛目淚眉疼宜之
〔脩治〕二八月採根暴乾以黄澤者爲佳洗刮寸截以
石灰拌𠗊勾晒收爲其易蛀并欲色入葯微焙切片
用勿用四條一處生者名裊公籐又勿用馬蘭根

鷄内金
〔害〕同麥芽
〔利〕甘平性濇入脾去煩热消水穀通大小腸治遺溺
便數
〔脩治〕剖取不可落水去宿食瓦上炙入葯男用雌女
用雄

橘皮

〔害〕氣味辛温能耗真氣凡中氣虚氣不歸元忌與耗氣葯同用胃虚有火嘔吐不宜與温热香燥葯同用陰虚咳嗽生痰不宜與半夏南星等葯同用

化州陳皮消伐太峻不宜濫用

〔利〕苦辛温入肺脾胃三經止咳定嘔清痰理氣和中妙品留白補胃偏宜去白疎通專掌化州陳皮苦能洩氣又能燥濕辛能散氣温能和氣同補氣葯則補同瀉氣葯則瀉同升葯則升同降葯則降橘絡辛温宣通氣絡治絡用爲引經酒炒用橘紅以皮行皮兼能治表寒橘皮性温柑柚皮性冷

〔修治〕廣東新會皮為勝陳久者良故名陳皮福建產者名建皮力薄浙江衢州出者名衢皮更惡劣矣去白名橘紅痰嗽童便浸晒痰積姜汁入下焦鹽水炒濟和蜜炙去紅曰橘白疏通滯氣鹽水炒用

化州陳皮消痰甚靈真者絕少無非柚皮而已橘皮下氣行痰橘肉生痰聚氣一物也而相反如此橘皮紋細色紅而薄內多筋絡其味苦辛柑皮紋粗色黃而厚內多白膜其味辛甘柚皮最厚而虛紋更粗色黃內多膜無筋其味甘多辛少但以此別之則不差矣柑皮猶可用柚皮則懸絕矣

檳榔

〔害〕能墜諸氣至於下極氣虛下陷者所當遠避如脾胃虛雖有積滯者不宜用下利非後重者不宜用心腹痛無留結及非蟲攻咬者用瘧非山瘴氣者不宜用凡病屬陰陽兩虛中氣不足而非腸胃壅滯宿食脹滿者悉在所忌多食亦發热嶺南多瘴以檳榔代茶損泄真氣所以居人多病少壽

〔利〕苦辛温入脾胃大腸三經降至高之氣疏後重之急攻痰癖去腫脹消食積而治瘧疾脚氣而殺蟲

辛能破氣苦能殺蟲

〔脩治〕浸透切片近時方藥亦有以火煨焙用然初生白檳榔須本境可得若他處者必經煮薰安得生者

耶

〔凉脾猛將〕

大黄

〔害〕經曰實則瀉之，此大苦大寒峻利之性，猛烈之氣長驅直擣一往，苟非血分熱結六脉沉實者，切勿輕於推蕩。大黄乃血分之藥，病在氣分，及胃寒血虛，並胎產而用之者，是爲誅伐無過矣。凡病血閉由於血枯而不由於熱積，寒熱由於陰虛而不由於血癥瘕，由於脾胃虛弱而不由於積滞停留，便閟由於血瘀血燥腸燥而不由於飲食停滞，女子少腹痛由於厥陰血虛而不由於經阻老血瘀結，滞下初起即屬胃

虛當以補養胃氣清消濕热為本而不可妄加推蕩
當謹慎分别若輕發誤投損傷胃氣多致危殆戒之
戒之
〔利〕大苦 大寒入脾胃心肝大腸五經瀉有形積滯水
食痰結者宜之有撥亂反正之功得峻快將軍之名
清血分實热血瘀血逆者宜之
仲聖瀉心湯心氣不足而吐衄乃心氣不足而包絡
肝胆與外胃邪火有餘雖曰瀉心實四經血中伏火
也又心下痞滿按之濡者用大黄黄連瀉心湯亦瀉
脾胃濕热非瀉心也病發於陰下之則痞滿乃寒傷
營血邪氣乘虛結於上焦胃之上脘當心故曰瀉心

實瀉胃也病發於陽下之則結胸乃熱邪陷入血分亦在上脘大陷湯丸皆用大黃亦瀉脾胃血分之邪若結胸在氣分只用小陷湯痞滿在氣分只用半夏瀉心湯

〔修治〕川産如錦紋者良洗切片浸取汁沖入藥製用酒浸或酒拌蒸則性緩而能上行邪熱之在上者藉滔行之以成勲也生熟之不同生用更峻欲取通利者不得驟進穀食大黃得穀食不能通利也

黃芩

〔害〕凡苦寒性燥功能除熱而非補益之品但無濕者如脾肺虛熱及中寒作泄中寒腹痛肝腎水腫血枯

經閉肺受寒邪喘嗽及血虛胎不安陰虛淋露胎前

若非實热而服之因損胎元矣

〔利〕苦寒中虛而大者曰枯芩瀉肺火清肌表之热并

理目赤疔癰堅實而細者曰條芩即子芩瀉大腸火

治澼痢腹痛兼可安胎亦治上焦風热濕热利水二

芩俱兼入脾經苦能燥濕洩热下氣也輕飄者上行堅

重者下降不可不別也柴胡退热不及黃芩柴胡苦

以發之散火標黃芩寒以勝热折火之本

若飲食受寒腹中痛及飲水心下悸小便不利而脈

不數者而是裏無热也

〔脩治〕得酒炒則上行得猪胆汁炒除肝膽火得柴胡

退寒熱得芍藥治下痢得桑白皮瀉肺火皆取苦寒

瀉有餘邪

瓜蔞霜見肺部瀉將

本草害利卷上終

本草害利卷上　六十九

本草害利卷下

〔涼脾次將〕

川黄蘗

〔害〕固能除热益陰，然陰陽兩虛之人，病兼脾胃薄弱，飲食少進，及食不消，或兼泄瀉，或嘔惡冷物，及好热食，腎虛天明作瀉，上热下寒，小便不禁，少腹冷痛，子宮寒冷，血虛不孕，陽虛發热，瘀血停滞，產後血虛發热，金瘡發熱，癰疽潰後發热，傷食發熱，陰虛小水不利，痘後脾虛小水不利，血虛不得眠，血虛煩躁，脾陽不足作泄等症，法並忌之。必尺脉洪大，按之有力，方用之。若虛火誤服，有寒中之變。

本草害利卷下　一

〔利〕苦寒入脾腎膀胱大腸四經統凉三焦瀉龍火而利水膀胱之濕熱佐以蒼朮理足膝之痹痛潰以蜜水嗽口舌之生瘡

〔脩治〕川産肉厚色深者良生用降實火炒黑止崩帶酒製治上蜜製治中蜜炙庶不傷胃鹽製治下

山梔子 見卷上心部瀉將

知母

〔害〕傷胃滑腸令人作瀉凡陽痿及易舉易痿減瀉脾弱飲食不消化胃虛不思食腎虛溏泄等症法並禁用士材云苦寒肅殺非長養萬物者也世以其滋陰用治虛損則如水並深矣

〔利〕辛苦寒滑清肺熱瀉腎火之有餘入二經氣分潤腎燥滋陰消痰定喘嗽止渴除煩兼能安胎利二便消腫爲涼脾胃大腸之品知母鬚其根也力薄而苦寒性減

〔脩治〕二八月採根凡用揀肥潤裏白者去毛切得酒良上行酒浸焙乾下行鹽水拌焙忌鐵

淨銀花

〔害〕其氣寒涼凡虛寒體熱及脾胃弱薄者勿服恐有寒中腹痛便溏泄瀉之患癰疽潰後宜少用經謂寒則血濇不易收斂也

〔利〕甘平入脾肺解熱化毒療風養血除利寬膨淨銀

花性加凉而解热化毒之力更勝忍冬籐甘寒無毒
袪風解毒而舒筋結
（脩治）四月採花陰乾不拘時採籐乾者不及生者力
速釀酒代茶熬膏並妙蒸露尤佳

武夷茶

（害）寒胃消脂酒後飲茶引入膀胱腎經能令人腰脚
膀胱冷痛患瘕疝水腫攣空心尤忌多食發黃消瘦
使人不睡多成飲症
（利）苦甘微寒入心肺脾三經下氣消食去痰热除煩
渴清頭目利小便解炙煿油膩之毒消痔漏等瘡
武夷茶消食偏長飲之宜热冷則聚痰與榧肉同食

令人身重

〔脩治〕三四月採焙乾芽尖入葯

〔温脾猛將〕

製附子

〔害〕大热純陽其性浮多沉少若内真热而外假寒陰虚内热血液衰少傷寒温疫热霍亂陽厥等症投之靡不立斃謹列其害於害後醫師令命宜深鑒之亦人之大幸也凡病人一見内热口燥咽乾口渴渴欲引飲咳嗽多痰煩燥五心煩热惡寒寒陰虚内热外寒虚火上攻齒痛脾陰不足以致飲食無味小便黄赤短澁及不利大便不通或燥結腹内覺热悶喜飲

冷漿及鮮菓畏火及目光兼畏人聲及木聲及虛陽易興夢洩不止產後發热產後血行不止及惡瘡臭穢小產憎寒壯热中暑厥暈陰虛頭暈中暑暴泄利下如火赤白帶下小兒中暑傷食作泄小便短赤口渴思飲血虛腹痛按之即止火炎欲嘔外類反胃而惡热焦煩得寒暫止中热腹中絞痛中暑霍亂吐瀉或乾霍亂或久瘧寒热並盛或赤白濁赤白淋尿血便血血崩吐衂齒衂舌上出血目昏神短耳鳴盜汗汗血多汗惡熱老人精絕陽痿少年縱慾傷精以致陰精失守精髓腦婦人血枯無子血枯經閉腎虛小便餘瀝血虛大便燥結陰虛口苦舌乾心經有热夢

痳紛紜下部濕熱行履重滯濕熱痿痺濕熱作瀉濕熱脚氣小兒急驚内熱痘瘡乾焦黑陷痘瘡火閉不出痘瘡皮薄嬌紅痘瘡内熱咬牙痘瘡挾熱下利痘瘡餘毒生癰中風殭仆不語口眼歪斜語言蹇澀半身不遂中風痰多神昏一切癰疽未潰金瘡失血發痙血虚頭痛偏頭風痛以上男女内外小兒約數十症病屬陰虚及諸火熱無關陽弱亦非陰寒法所均忌倘誤犯之輕變爲重重者必死臨症施治宜謹審之世徒見其投之陽虚之候服之功效甚捷而不知其用之陰虚如上諸病亦復下咽莫救枉害人命可不慎哉

本草害利卷下　　四

好古云用附子以補火必防涸水若陰虛之人久服補陽之藥則虛陽易熾真陰愈耗精血日枯而氣無所附麗遂成不救者多

〔利〕甘辛熱入脾腎通行諸經補元氣陽益氣力堅筋骨治心腹冷痛寒濕痿躄足膝癱瘓堅癥瘕能墮胎熱而善走益火之源以消翳有關之能引補氣藥以追散失之元陽引補血藥以養不足之真陰引發散藥以驅在表之風寒引溫藥以逐在裏之冷濕退陰益陽祛寒濕之要藥也

生附子毒緊功烈〇附子尖宣吐風痰其性銳達〇製附子川烏性稍緩於附子〇生川烏毒緊功烈〇

製天雄辛熱入肺腎二經除寒濕痿躄強陽壯筋骨
生用則發散熟用則峻補生用須陰製之法去皮臍
入藥
脩治十一月播種春生苗九月採根者乃佳初種之
小者爲烏頭附烏頭旁而生爲附子又右左附而偶
生者爲鬲子附而長者爲天雄陽而尖者爲天錐附
而上出者爲側子附而散生者爲漏藍子皆脈絡連
貫如子附母而附子以貴故專附名也川產爲勝土
人以鹽醃之則減其性陝西出者名西附體堅而外
皮光潔四川出者名川附體鬆而外皮多細塊以皮
黑體圓底平八角頂大者良煎甘草湯浸令透然後

切片慢火炒黃而乾放泥地上出火毒又用水浸麪裹煨令發拆則雖熟而毒仍未去非法之善者又用黑豆煮者有用甘草鹽水姜汁童便煮者恐煮之氣味煎出其力尤薄且製過不過欲去其毒性耳若用童便是反抑其陽剛之性矣尤非法之善者惟用甘草湯泡浸則毒解而力不減尤爲盡善矣

市醫淡漂用之是徒用附子之名爾

乾薑

(害)性大辛辛能潛上亦能散氣動血損陰傷目凡陰虛內熱咳嗽吐血表虛有熱汗出自汗盜汗臟毒痛漏下血因熱嘔惡火熱腹痛法並忌用孕婦尤忌孕

婦服之令兒盈指癰疽人多食則生惡肉突出八九月多食姜至春多患眼損壽減筋力又云秋不食姜令人瀉氣

〔利〕辛熱宣肺氣燥脾濕溫經逐寒開胃扶脾消食去滯理反胃腹痛消痰破血之功除積脹癥瘕下氣溫中之效炮姜乾姜本辛泡之則苦大熱大燥守而不移非若附子行而不守也除胃冷祛寒濕能去臟腑沉寒痼冷能止血所謂止血者血虛則熱熱則妄行炒黑則能引補血藥入陰分血得補則陰生熱退此陽生陰長之義且黑為水色故血不妄行也能去惡血生新血血寒者多用血熱者宜少用不過三四分為

嚮導而已引附子則入腎能通脉回陽多用則耗散
氣生則逐寒邪而發表炮則除胃冷而守中
〔脩治〕九月採母姜晒乾姜白淨結實者良如瞿其散
炒黄用或炒微黑市醫將乾姜泡淡用之殊屬可笑
乾姜泡黑為炮姜一名黑姜

巴豆霜

〔害〕元素曰巴豆乃斬關奪門之將不可濫用鬱滯雖
開真陰隨損從正曰傷寒風濕痘瘡産後用之下膈
死亦危觀二公之言則巴豆之爲害可畏也此稟火
烈之氣瀅人肌肉無有不灼爛試以少許輕擦完好
之膚須臾即發出一泡況腸胃柔脆之質下咽徐徐

而走無論下後耗真陰即臟腑被其薰灼能免潰爛之患耶

凡一切湯劑丸散切勿妄投即不得已急症欲借其開通導路之力亦須炒熟壓令油極净入少許中病即止

〔利〕辛熱入脾肺胃大小腸五經蕩五臟滌六腑幾于煎腸刮胃攻堅積破痰癖真斬關奪門氣血與食一攻而殆盡痰蟲及水傾倒而無遺立墜胎免善拔疔毒

〔修治〕八月採陰乾去心皮此物不去膜則傷胃不去心則作嘔或用殼用仁用油生用炒用醋浸燒存性用

壓去油名巴豆霜如去心皮膜油生用炒用爲急治水穀道路之劑炒去煙令紫黑用爲緩治消堅磨積可以止瀉也

肉豆蔻

〔害〕香燥偏陽大腸素有火熱及中暑熱泄暴注腸風下血胃火齒痛及濕熱積滯方盛瀉痢初起皆不宜服多服則泄氣

〔利〕辛溫入肺脾胃大腸四經功專溫中亦能下氣脾得補而善運氣自下也又能澁大腸止虛瀉冷痢

〔脩治〕六七月採出嶺南似草蔻外有縐紋內有斑紋糯米粉裹或麪煨熟須去油淨忌鐵

草果

【害】辛熱破氣若瘧不由於山嵐瘴氣不實邪不盛者並忌市醫不審病源用以截痰瘧則成氣虛膨脹者比比矣

【利】辛溫入脾胃二經破瘴癘之瘧消痰之愆氣猛而獨用宜慎之

【修治】形如訶子皮黑厚而稜密子粗而辛臭麪裹煨取仁用忌鐵

草豆蔻

【害】辛燥犯血忌陰不足者遠之凡瘧不由瘴氣心胃痛由於火而不由寒泄瀉暴注口渴而由於暑氣濕

热法咸忌之

〔利〕辛温入肺脾胃三經散寒止心腹痛下氣驅逆之疴開胃而理霍亂吐瀉攻堅而破噎膈癥瘕辛能破滯香能達脾温能散寒

〔脩治〕形如龍眼而微長皮黄白薄而稜峭仁辛香氣和去膜微炒用滇廣所産名草果閩産名草豆蔻也氣異而功用亦别矣

蒼朮

〔害〕辛温燥烈大便燥結多汗者忌用餘白朮禁例同

〔利〕苦辛温入脾胃二經燥濕消痰解鬱發汗除山嵐瘴氣弭災沴惡疾

〔脩治〕出茅山堅小有硃砂點者良糯米泔浸焙乾同芝蔴炒以製其燥本草經不分蒼白陶隱居分二種施各種用

胡椒 見卷上肝部藥隊

〔溫脾次將〕

木香 見卷上肝部藥隊

煨薑

〔害〕見前乾薑條

〔利〕辛溫燥散未甚止嘔和中溫脾胃最為平安並棗用宜煨姜

〔脩治〕取生姜洗淨用粗紙裹包浸濕入火灰中煨熟

切片入藥

烏藥

〔害〕辛溫散氣之品病屬氣血虛而内熱者忌之時醫多以香附同用治女子一切氣病然有虛實寒熱冷氣暴氣用之固宜虛氣熱氣用之貽害故婦人月事先期小便短赤及咳嗽内熱口渴口乾舌苦不得眠一切陰虛内熱之病皆不宜服

〔利〕入肺脾胃膀胱通温三焦辛溫芳馥下氣溫中治膀胱冷氣攻衝胸腹積停爲痛天行疫瘴鬼犯蟲傷

〔脩治〕八月採根有車轂紋行如連珠天台者香白不及南海之力大酒浸一宿炒亦有煅研用者

藿香

〔害〕芳烈升陽雖止嘔治吐逆若胃熱作嘔法並禁用中焦火盛及陰虛火旺溫病熱病陽明胃家邪實作嘔作脹並禁

〔利〕辛微溫溫中開胃行氣止嘔稟清和芳烈之氣爲脾肺達氣治心腹絞通霍亂吐瀉要藥梗達氣爲長而芳烈遜之

〔脩治〕出交廣方莖有節葉微似茄葉古惟用葉今枝梗亦用因葉多僞也六七月採晒乾乃芬香

益智仁

〔害〕其氣芳香性本燥熱病屬血燥有熱而崩帶遺

濁者皆當禁之凡嘔吐由於熱而不因於寒氣逆由於怒而不由於虛小便餘瀝由於水涸精虧內熱而不由於腎氣虛寒泄瀉由於濕火暴注而不由於氣虛腸滑法並忌用

【利】補腎扶脾胃溫中進飲食攝涎唾縮小便安心神止遺濁辛能開散使鬱結宣通行陽退熱陰之藥也

【脩治】出嶺南形如棗核取仁鹽水炒五六月熟其子如筆頭兩頭尖長七八分

砂仁

【害】辛竄性燥血虛火炎者勿用胎婦多服耗氣必致難產凡腹痛屬火泄瀉得之暑熱胎動由於血熱滯

下由於濕熱上氣咳逆由於火衝迫肺而不由於寒氣所滯皆須詳察簡別誤則有損無益宜慎之

〔利〕温香歸脾辛潤腎下氣開脾胃安胎治鬼疰和中氣正品若腎氣不歸元非此嚮導不濟鬼畏芳香胎善疏利故主之陽春砂仁即縮砂仁其性同而長於開胃砂仁殼力緩

〔脩治〕出嶺南七八月採炒去衣研入藥

白豆蔻仁

〔害〕辛熱燥烈流行三焦凡嘔吐不因於寒及陽虛者皆不得入如火升作嘔因熱腹痛氣虛諸症法所忌用

〔利〕辛温入脾胃通温三焦寬中氣滯温中除吐逆開胃消飲食治瘧症除目翳蒞穀力稍遜

〔脩治〕番舶來者良去衣微焙研細用

米穀

〔害〕與病無害

〔利〕甘平得天地中和之氣平和五臟補益氣血除煩清熱利便止渴是無害於病症惟患霍亂之後忌粥及米飯有早中晚者得金氣多性凉尤能清熱北粳凉南粳温赤粳熱白粳凉新粳熱陳粳凉粃糯温陳廩平除霍亂之外餘皆有益於人而無損也

焦穀芽

〔害〕無害於病

〔利〕甘温消食無麥芽同功而性不損元温中偏長爲消食健脾開胃和中之要藥生穀芽長於開胃

蜀椒

〔害〕純陽之氣雖除寒濕散風邪然肺胃素有火熱或咳嗽生痰或大腸積熱下血咸不宜用凡泄瀉由於火熱注暴而非積寒虛冷者忌之陰痿脚弱由由於精血耗竭而非命門火虛冷所致者不宜入下焦用藥一切陰虛陽盛火熱衝上頭目腫痛齒浮口瘡衄血耳聾咽痛舌赤消渴肺痿咳嗽咯血吐血等症法所咸忌陰虛火旺之人在所大忌

本草害利卷下　十二

説曰五月食椒損氣傷心令人多忘

別録曰大熱多食令人乏氣喘促閉口椒有毒能殺人

利 辛熱入脾肺右腎命門温脾胃而驅三焦之冷滯補元陽氣而蕩六腑之沉寒燥濕發汗消食除脹治腎氣上逆能導火歸元止嘔吐瀉痢消痰飲水腫通血脉而消痿痹行肢節而健機關破癥瘕安蚘蟲蠱闢椒即伏椒稟純陽之性乃除寒濕散風邪温脾胃煖命門之要葯椒目苦辛火毒善消水脹腫滿定喘可塞耳聾塞耳聾者通關補腎之功也

脩治 蜀産肉厚皮皺爲川椒比秦椒畧小去目及閉

口者微炒去汁搗去裏面黄㲉取紅用名椒紅得鹽
良中其毒者用凉水麻仁漿觧之

秦椒 俗名花椒

比川椒味短紋低禁忌脩治俱同川椒

脇部藥隊

〔補脇猛將〕

黄蓍

〔害〕按黄芪極滯胃口，胸胃不寬，腸胃有積滯者勿用。實表，有表邪及表旺者勿用。助氣，氣實者勿用。病人多怒，則肝氣不和，勿服。能補陽，陽盛陰虛者，上焦熱甚，下焦虛者，均忌，恐升氣於表而裏愈虛。耳瘡、瘡血分熱者禁用。

〔利〕甘微溫，補脾胃三焦而實脇。生用固表斂汗，熟用益氣補中。

〔脩治〕八月采根，陰乾，達表生用，或酒炒補氣，水炙提

偏以蜜塗炙數次以熟爲度亦有以盐水湯潤透熟切用産山西沁州綿上者温補陜西同州白水芪凉補味甘柔軟如綿能令人肥今人多以苜蓿根假作黄芪折皮亦似綿頗能亂真但堅肥俗呼土黄芪能令人瘦用者宜審

丹溪曰肥白而多汗者爲宜若面黑形實而瘦者服之令人胸滿

人參

〔害〕助氣閉氣屬陽陽旺則陰愈消凡酒色過度損傷肺腎真氣陰陰虚火動肺有火熱咳嗽吐痰吐血衄血齒衄内热骨蒸劳瘵均在禁例實表表有邪者傷

寒始作形症未定而邪热方熾疹痘斑毒初發欲出但悶热而不見點者若誤投之以截阻其路皆實實之害非葯可解經曰實實虛虛損不足補有餘如是者醫殺之耳可不慎哉

（利）甘温微苦大補肺中元氣其性主氣凡臟腑之氣虛者皆能補之生津除煩聰明耳目安精神定魂魄止驚悸通血脉氣壯而胃自開氣和而食自化

參條一名小參條參味性同而力薄補氣生津橫行手臂指臂無力者服之有效

參鬚力更薄於參條參蘆性宣涌吐亦有補性

太子參即孩兒參功媲大參

高麗參功倣大參性稍寒

東洋參功同大參其性温以種硫黄故也

苦參苦寒損氣敗血性與參反服之有害今人用以代茶葉暗受其損

脩治得火薰則軟或飯鍋内蒸軟乘熱軟時用銅刀切片連湯燉透冲入諸煎劑湯和服獨參湯加入陳皮數分或佛手柑玫瑰花之類亦可用燉湯服則不滯氣也

按秋冬採者堅實春夏採者虛軟治劳金汁拌浸或用淡和石拌入藥人參惟納新器中與細辛相間收之蜜封可經年不壞

〔補肺次將〕

潞黨參

〔害〕同人參

〔利〕甘平補中氣和脾胃補肺益氣生津徵虛者宜之

〔脩治〕八月上旬採根竹刀刮暴乾毋令見風上党即今潞州所出者良

西洋參 重此之後京肺也

〔害〕其性苦寒臟寒者服之反作嘔痛鬱火服之火透不發反生寒热

北沙參

〔害〕臟腑無實热寒客肺中作嗽者服之犯之成怯

〔利〕苦微寒人參甘溫體重專益肺氣補陽而生陰沙參甘寒體輕專清肺熱補陰而制陽

南沙參功同北沙參而力稍遜

〔脩治〕八九月採根白實長大者良南沙參色稍黃形稍瘦小而短近因有一種味帶辣者不可用產亳州

百合

〔害〕善通二便中寒下陷者勿服

〔利〕甘微寒保肺止咳清心安神又補大腸肺與大腸相表裏也

〔脩治〕一莖宜上四向生葉似短竹葉而濶莖端五六月開大白花者佳

百合土人稀種五月開紅花者名山丹其根微苦食之不甚良是不及白花也山丹者主治瘡腫驚邪女人崩中二月八月採根陰乾近道山谷處處有之

燕窩

〔害〕海味多寒寒哮冷嗽不宜用食之恐增病

〔利〕甘淡平潤大養肺陰化痰止嗽補而能治肺氣不能清肅下行之症又能開胃氣已勞痢可入煎或單煎汁服若以煮粥或雞汁煮則亂其清氣補之本性矣用冰糖煎則甘溫矣能助肺氣清肅下行也

燕窩脚又名燕窩根色紅紫名血燕功用相倣性重能達下微鹹能潤下治噎膈甚效

脩治閩漳海邊近生番處燕啣小魚粘之於石久而成窩又云燕啣麒麟菜嫩芽成窩有烏白紅三色烏色最下紅色最難得能益小兒痘疹白色能愈痰疾色如糙米者最佳入藥煎須用陳久者良先用清水浸透胖開用小拑拑去毛潔淨更換清水養好仍將原窩浸水澄清去脚煎服如用毛燕窩須入石灰壇内收燥研細在風口篩簸則毛吹淨再用鉗揀去毛管如粉則煎服如用毛燕根屑入煎須用綿包或絹包好入煎則無毛恐毛不淨碍肺為患假燕窩無邊無毛色白或微有邊毛甚有白如銀絲者皆僞為之

阿膠

〔害〕膠性粘膩胃弱作嘔吐者勿服脾虛食不消者亦忌之

〔利〕甘鹹平清肺養肝滋腎補陰止血去瘀除風化痰驢皮主風善理風淫取其烏色屬水以制熱則生風之義潤燥定喘利大小腸調經安胎又兼治痢傷暑伏熱成痢者必用妊娠血痢尤宜大抵補血與液為肺大腸要藥

烏驢皮膠功用略同

黃明膠即牛皮膠甘平補陰潤燥活血功成阿膠可以權代補虛用牛皮膠去風用驢皮膠同葱白煮服

可通大腸癰疽初起酒燉服四兩則毒不內攻

脩治山東東阿縣即今兗州府陽穀縣東北六十里有阿井自十月至二三月收取烏驢皮用狼溪河純陽之水浸四五日透去毛洗刮潔淨入銅鍋內用阿井至陰之水熬煮時時攪之恒添水至極爛提去浮面渣穢極清待熬成膏對光明照透如琥珀色或光如璧漆黑者氣味清香並無皮臭臊氣夏月亦不濕軟陳者良此真阿膠也

驢皮膠取烏驢皮浸消熬膏膠黃明膠用黃牛皮浸消熬膠其氣濁臭而不清香今肆中膠物製作不精故不堪用今方法用麪炒成珠化痰蛤粉炒止血蒲黃炒

或童便和化以解其氣如真阿膠待趨下至靜之性凡血熱則沸欝妄行諸見血症遇此即止故用水溶化為佳炒珠恐亂其性也〇井乃濟水所注取井水煮膠用攪濁水則清故人服之下膈疎痰止嘔蓋濟水清而重其性趨下治痰濁及上逆之痰也

懷山葯　見脾部

訶子

〔害〕苦濇性温卻又泄氣病人氣虛咳痢初起者勿服凡咳嗽因於肺經實熱瀉泄因於濕熱所致氣喘因於火逆衝上帶下因於虛熱而不因於虛寒及腸澼初發濕熱正盛小便不禁因於腎家虛火用之立致

殺人宜當深戒其斃
㊀利酸澀苦温歛肺金而止咳喘固大腸而已洩痢利
咽喉而通津液下食積而除蒲臘
㊀脩治嶺南皆有而廣州最盛七八月採子六稜者佳
波斯舶来者六稜黑色肉厚者良酒浸後蒸一伏時
刀削去皮肉剉焙用用核則去肉生用清金煨熟固
腸
麥冬見心部
氷糖
㊀害甘能蒲中中蒲者勿服多食助熱損齒生長蟲發
疳䘌如出斑疹誤食膩膈壅氣毒不能出遂致氣逆

悶迷　沙糖與鯽魚同食則成疳蟲與葵子同食生流澼與筍同食不消成癥身重不能行今醫家用作湯下小兒丸散殊爲未當赤糖其性較白糖更溫生胃火助濕損齒生蟲多食令人心痛

〔利〕白沙糖甘溫蔗寒糖經煎煉則變溫補脾緩肝潤肺和中消痰治嗽凝結作餅塊如石者爲石蜜輕白如霜者爲糖霜堅白如冰者爲冰糖赤砂糖功用相倣和獨長〇甘蔗汁甘寒和中而下逆氣助脾而利大腸亦能除熱熱消渴治噎膈酒毒稍通小便

葶藶

〔瀉肺猛將〕

〔害〕雖爲瀉肺利小便治腫滿之要藥然味苦大寒性峻走而不守泄肺而易傷胃不宜於脾胃虛弱及真陰氣不足者凡腫滿由於脾虛不能制水水氣泛濫小便不通由於膀胱虛無氣化者法所咸忌犯之輕病重重病危須慎之傳頭瘡藥氣入腦殺人有甜苦二種苦者力峻甜者力稍緩更宜大棗輔之氣虛人誤服之禍不旋踵

〔利〕苦辛寒入肺心脾膀胱四經踈肺下氣消痰平喘而理脹通經利水

〔脩治〕立夏後採實陰乾以糯米相合微焙待米熟去米擣用或酒炒

麻黄

〔害〕其性輕揚善散發表最速若表虚自汗飲食勞倦雜病自汗腫肺虚有熱多痰咳嗽以致鼻塞痘瘡倒靨不因寒邪所鬱而因熱甚虚人傷風氣虚發喘陰虚火炎以致眩暈頭痛南方類中風癱瘓及平日陽虚腠理不密之人皆禁用汗多亡陽能損人壽戒之戒之春深夏日以至秋初法同禁惟冬月在表真有寒邪傷營見症者宜之若非冬月或無寒邪或寒邪或在裏或風傷衛等症雖發熱惡寒不頭痛身痛而拘急六脉不浮緊者皆不可用雖可汗之症亦不宜過劑汗為心液過汗則心血為之動或亡陽或血溢而

成大患
中年産麻黄地冬不積雪其性熱可知矣
〔利〕苦辛温入心肺膀胱大腸四經專司冬令寒邪頭痛身熱脊強去營中寒邪洩衛中風熱輕可去實為發散第一葯麻黄乃太陽經葯兼入肺經肺主皮毛葛根乃陽明經葯兼入脾經脾主肌肉二葯皆輕揚升發而所入不同瘡家用生麻黄與甘草等分或配犀角地黄湯或配竹葉石膏湯或配大生地能令人不出汗使膿水走多其愈乃速誤用者熟地解之一兩解一錢麻黄根節能止汗其性走表能引諸葯至衛而固腠理

〔脩治〕今榮陽中牟者爲勝 立秋後收莖陰乾其根皮色黃赤者近尺用之折去根節水煎十餘沸以竹片掠去上沫沫令人煩或用醋泡或蜜炙剉亦有生用須煎去沫

白芥子

〔害〕辛熱泄氣昏目動火傷精經云辛走氣氣病無多食辛多則筋急爪枯即此類也凡肺經有熱與陰虛火炎咳嗽生痰氣虛久咳者法所禁忌切勿誤投莖葉動風動氣有瘡瘍痔疾便血者忌

芥葉久食則積溫成熱辛散太甚耗人真元昏目發瘡同兎肉食成惡邪病同鯽魚食發水腫

陸細云望梅生津食芥墜涙爲所木受病也大葉者良細葉有毛者害人

〔利〕辛溫入肺胃二經通行經絡發汗散風利氣疏痰溫中消冷滯辟邪伏崇魔酒服治反胃醋塗散癰疽痰在皮裏膜外者非白芥子不能達

〔脩治〕四月收子晒乾入葯略滚

苦桔梗

〔害〕畢竟升葯凡病氣逆上升不得下降若下焦陰虛而浮及邪在下焦者攻補下焦葯中勿入誤服之定致喘逆變端病屬上焦實症而下焦無無病者須與甘草同用

甜桔梗一名薺苨又名空沙參寒而利肺甘而解毒

〔利〕苦辛平色白屬金入肺氣分瀉熱兼入手少陰心足陽明胃二經開提氣血瀉火散寒邪清利頭目咽喉開胸膈滯氣肺火鬱於大腸宜此開之舟楫之濟引諸上至高之分以成功風症鬱熱肺經皆不可缺凡痰壅喘促鼻寒目赤喉痹咽痛齒痛口瘡乾咳胸痛腸鳴皆宜苦桔開之

〔修治〕二月採根暴乾薺苨苗甘桔梗苦苗本經無分别苦梗米泔水浸一宿切片微炒用古法每四兩桔梗用生百合二兩五錢搗膏投水中浸一伏時濾出緩火熬令乾用

升麻

〔害〕性主升發凡下元肝腎不足若用此升之則下元愈虛火（若陰虛）動咳嗽多痰氣逆吐嘔驚悸怔忡癲狂等症及小兒斑疹痘瘡見標之後法咸忌之誤用多致殆吐血鼻衄者誤服血隨氣升湧出不止

〔利〕甘辛微苦入肺脾胃大腸四經表散風邪升散火鬱能升陽氣於至陰之下引清氣上升凡氣虛下陷者須其升提陽氣性陽氣升故能殺精鬼辟瘴而解百藥毒治寒熱下痢脫肛崩中帶下痘疹陰虛火升者忌用

〔脩治〕蜀川者為勝二八月採根晒乾刮去粗皮用黃精自然

汁浸一宿暴乾去鬚及頭蘆剉蒸再暴用如嫌過升
蜜水炒或醋炒用

陳膽星

（害）按南星辛而不守燥而有毒與半夏之性同而則過矣非西北人真中風者勿服陰虛燥痰大忌半夏治濕痰南星治風痰是其異矣

（利）辛温入肝脾肺三經之藥風痰麻痹堪醫破血行胎可慮生南星毒緊而功更烈古人用生南星生附生烏皆四錢五錢非讒力精到者不可輕試得防生風則不麻得牛膽則燥性減故名膽星即製法緩其性得火炮則緩治風痰有生

〈脩治〉九月採根似芋而圓扁陰乾須用一兩以上者
者佳必以温湯淨洗仍以白礬湯或入皂角汁浸三
日夜日日換水暴乾用着熟用者須於黄土地掘一
小坑深五六寸以炭火燒赤以好酒沃之挼南星於
内瓦盆覆定之灰泥固濟一夜取出用急用以濕紙包
於煻火中炮裂也一法治風熱痰以酒浸一宿桑柴
火蒸之常洒酒入甑内令氣猛一伏時取出竹刀切
開不麻舌為熟如未熟再蒸至不麻乃止脾虚多痰
則以生姜渣和黄坭包南星煨熟去泥焙用造膽星
法以南星生研末臘月取黄牛胆汁和劑納入胆中繫
懸風處乾之年久者彌佳

〔瀉肺次將〕

紫蘇

〔害〕其味辛温純陽之草凡病氣虛表虛者及由陰虛寒熱火炎頭痛火升作嘔愼勿投之俗喜其芳香旦暮資食不知泄真元之氣若脾胃寒人多致滑泄往往不覺古稱芳草致豪貴之疾此類是也

〔利〕辛温入肺脾胃三經温中發表解散風寒寬中利氣又解魚蟹毒梗能下氣安胎子能消痰定喘

〔脩治〕夏（採）莖秋採子五六月連根採收以火煨其根陰乾則經火葉不落九月半枯時收子子炒研用宣通風毒則單用莖去節尤良

牛蒡子

害其性冷而滑利痘家惟宜血热便閉之症若氣虚色白大便自利或泄瀉者切勿妄投痧疹不忌瀉泄用之不妨癰疽已潰非便閉亦不宜服

利辛苦而寒瀉热散結除風宣肺氣清咽喉理痰嗽通行諸經開毛竅除热毒散諸腫瘡瘍為痘疹要葯

脩治七月採十月採根凡用子揀淨以酒拌蒸待有白霜重出以布拭去焙乾擣粉用根以竹刀刮去土生布拭了擣絞取汁用

杏仁

害性温有毒而沉墜降止能散肺經風寒滯氣殊效

第有濕痰者勿服以其性潤陰虛咳嗽便閉肺家有虛熱熱痰者忌風寒外邪非壅逆肺分咳嗽氣急者不得用雙仁者有毒殺人

【利】苦甘辛溫瀉肺氣之逆而平喘咳潤大腸之燥而通氣秘餘功消積消狗肉制錫毒散肺經風寒滯氣故能解肌滌燥煩熱而降氣行痰

巴旦杏仁 即甜杏仁

【利】甘平溫止咳下氣消心腹逆悶

【脩治】南苦杏北甜杏皆五月採之凡用湯浸去皮尖炒黃或用麪麩炒過研治風寒肺病藥中亦有連皮尖用者取其發散也

千金云杏仁作湯如白沫不解者食之令氣壅身熱
湯浸宿者動冷氣

前胡

〔害〕此散有餘邪熱實痰之藥不可施之火血氣虛之
病凡陰虛火熾煎熬真陰凝結為痰而發咳嗽真虛
而氣不歸元以致胸脇逆滿頭痛不因于痰而由陰
血虛內熱心煩外現寒熱而非實熱與外感者均忌
〔利〕苦甘辛寒入肺脾肝膀胱四經宣散風寒而解表
下氣降火以消痰前胡主降柴胡上升性有不同前
胡治風痰與半夏治濕痰貝母治燥者各別
〔脩治〕味甘氣香性軟冬月採者良肉有硬者名雄前

胡須揀去𠝹用

紫菀

〔害〕辛散性滑暫用之品陰虛肺熱者不宜專用及多用即用亦須天冬百部麥冬〔?〕桑皮等葯參用則無害

〔利〕苦能下氣辛温潤肺益金故保肺治吐血爲下氣化痰潤肺治血痰勞嗽血勞聖葯能開喉痺取惡涎雖入至高善於下趨使氣化及于州之府小便自利然性温陰虛肺熱者不宜多用如獨用須地黄麥冬共濟根作節紫色潤軟者良白者名女菀白入氣分

〔脩治〕二三月採根陰乾去頭及上用東流水洗淨以

蜜浸一宿焙乾用一兩用二分蜜

桑白皮

〔害〕甘寒瀉肺肺中有水氣及肺火有餘者宜之性不純良不宜多用肺虛無火而小便自利者及因風寒而發咳嗽勿服桑根見地上者名馬額有毒殺人

〔利〕甘辛而寒瀉肺金有餘之火止咳定喘疏小和腸之閉滯逐水寬膨消腫治膚脹散瘀血主降氣能止渴下氣清痰

〔脩治〕採無時凡使採十年以上向東畔嫩根銅刀刮去青黄薄皮一重取裏白皮切焙乾用或蜜炙入葯其皮中涎勿去之但葯力俱在其上也忌鐵及鉛或

云木之白皮亦可用

殭蠶

〔害〕其功長於祛風化痰散有餘之邪凡中風口噤小兒驚悸夜啼由於心虛神魂不寧血虛經絡勁急所致而無外邪為病者忌之女子崩中産後餘痛非風寒客入者亦忌之今世治小兒驚風不問實虛一概混用誤甚

〔利〕鹹辛平宣入肺脾肝氣味俱薄輕浮而升得清化之氣故能去風化痰散結行經治中風失音頭風齒痛喉痹咽腫丹毒瘙癢皆風熱為病消瘰癧拔疔毒下乳汁滅瘢痕治男子陰癢女子崩淋血病因風熱

乘肝者宜之血虛勿用也即蠶之病風者用以治風殆
取其氣相感歟
蠶蛹炒食治風及勞瘦爲末飲服治小兒疳瘦長肌
肉退熱除蚘蟲斂惡瘡
蠶繭甘溫能瀉膀胱相火引清氣上潮故止消渴一
名蠶蛾燒灰酒服治癰腫無頭次日即破又療諸瘡
及下血崩淋煮取汁飲止渴反胃除蚘蟲
蠶脫 一名馬明退
〔害〕無毒於人
〔利〕甘平無毒治諸血症療喉痺風癲解諸葯蟲毒婦
人難產斷產皆需之

原蚕蛾氣熱性澁固精強陽

原蚕沙甘辛溫蚕屬火其性燥燥能勝風去溼主療風濕之病淘淨晒乾炒黄浸酒治支節不遂皮膚頑痺腰脚冷痛冷血瘀血諸症

繰絲湯能抑心火而治消渴

繭中蛹汁于繭甕下收之繭鹵汁治百蟲入肉䘌蝕瘙疥

白肚蚕及烏爛死蚕傅赤白遊癧蝕瘡有根

〔修治〕四月收採凡使殭蚕不拘早晚但用白色條宜者佳先以糯米泔浸一日待蚕桑涎出如蝸涎浮水上然後洒出微火焙乾以拭淨黄肉毛并黑口角甲

了用入丸散搗篩如粉入葯

竹二青 即竹茹

〔害〕竹性寒凉胃寒嘔吐及感寒挾食作吐者忌用

〔利〕甘辛淡寒入心肺胃疏氣逆而平嘔呃噎膈清血热而療止衄崩中

〔脩治〕淡竹茹為上甘竹皮次之凡用竹茹葉瀝須生長甫及一年者為嫩而有力刮去青皮用第二層為鮮竹茹入平嘔逆葯姜汁炒用

川貝母

〔害〕凡風寒濕滯諸痰並禁用貝母故云能入肺治燥非脾家所喜也及食積痰火作嗽濕痰在胃惡心欲

吐痰飲作寒熱脾胃濕痰作眩暈及痰厥頭痛中惡嘔吐胃寒作泄法以辛溫燥熱之葯如南星半夏天麻二术茯苓之類治之者

〔利〕苦辛微寒消痰潤肺滌熱清心故能解鬱結咳嗽上氣吐血咯血肺癰肺痿喉痹

浙貝　一名象貝　體堅味苦去時感風痰

川貝化虛痰

土貝形大味苦治外科化痰毒應用有别俱去心

〔脩治〕八月採根根有瓣子黃白色形如貝子名曰貝母暴乾先於柳木灰中炮黃擘去内口鼻中有米許大者心一顆後糯米拌炒待米黃去米用

〈涼肺猛將〉

石膏

〈害〉本解實熱袪暑氣散邪熱止渴除煩之要藥極能胃溫熱二病多兼陽明若頭痛遍身骨痛而不渴不引飲者邪在太陽未傳陽明不當用七八月來邪已結裏內有燥屎往來寒熱宜下之勿用暑氣兼濕作泄脾胃弱者勿用瘧邪不在陽明則不渴亦不宜用産後寒熱由於血虛或由惡露未盡骨蒸勞熱由於脾胃虛寒陰精不足而不由於外感者並勿誤用金瘡下乳更非其職傷寒陰盛格陽內寒外熱便青舌黑屬寒者誤投之不可救也宜詳察之黃色者令人淋

〔利〕寒能清熱降火辛能發汗解肌甘能緩脾生津止渴極清脾胃之熱故又爲斑疹之要品斑疹由胃熱所致有陰陽二症宜石膏陰症以胃氣極虛虛通其無根之火外當補益氣血

煨石膏經火則寒性減而不甚傷胃

〔修治〕有軟硬二種軟石膏大塊生於石中作層如壓扁米糕形每層厚數寸有紅白二色紅者不可服瑩白者良研細甘草水沸近因寒胃用火煅則不甚傷胃但用之斟火則難見功冰糖拌過則不妨脾胃矣

黃芩 見脾部

竹瀝

〔害〕寒滑腸有寒痰濕痰及飲食有生痰者勿服

〔利〕甘辛淡寒若熱痰在皮裏膜外者宜達以宣通痰在經絡四肢者屈曲而搜剔開失音不語舒筋體攣蹉風癱等證

〔修治〕伐取淡竹俗謂之光竹須生長甫及一年者爲嫩而有力多汁而甘去枝葉截去節對劈開架磚上中間火炙兩頭用磁盆承取

馬兜鈴

〔害〕肺虛挾寒者畏之如螫凡咳嗽由於肺家虛寒或寒痰作喘者勿服湯劑中用之多作吐故能吐蠱毒也

〔利〕苦寒清肺滌痰平喘定咳土青木辛香苦冷治鬼疰積聚塗諸毒熱毒熱腫不可多服吐利不止

〔脩治〕七八月採如大棗狀實如鈴去葉及蔓以生絹袋盛於東屋角畔待乾劈開去草膜取淨子焙用採根暴乾用

山慈菇

〔利〕甘辛寒入肺胃二經瀉熱解癰疽疔毒酒煎服瘰癧瘡瘻醋炒塗毒蛇狂犬之傷傅粉滓斑點之面

〔脩治〕四月初苗枯即掘取葉如蒜根如慈菇及小蒜遲則苗腐難尋去毛殼今人俱稱毛慈菇

〔涼肺次將〕

西洋参 見前補陣應注於此

元参

〔害〕苦寒性滑血少目昏停飲寒热及支蒲血虚腹痛脾虚泄瀉者並不宜服

〔利〕苦鹹寒壯腎水以已制心火因清肺金善瀉無根浮游之火兼能明目滋陰色黑味鹹腎家要葯

〔脩治〕三八月採根暴乾或蒸過晒乾用勿犯銅器餌之噎人喉喪人目

山梔 見心部

天花粉

〔害〕純陰之品脾胃虛寒者忌之

【利】苦寒入心肺脾胃四經清痰解熱能使血不爲瘀

【修治】秋冬採根去皮寸切水浸逐日換水四五日取出搗泥以絹衣濾汁澄粉晒乾用今惟去皮切片暴乾用

天門冬

【害】大寒而苦不利脾胃脾胃虛而泄瀉惡食者大非所宜陰虛精竭之病全賴脾胃氣強能納能消以滋精氣若脾胃先困後天源絕丸餌雖佳總統於食湯液雖妙終屬於飲又以苦寒損其胃氣致泄瀉惡食則危殆矣若脾胃虛寒人單餌既久必病腸滑反成固疾此物性寒而潤能利大腸故也

〔利〕甘寒養陰潤肺燥補腎肺腎虛熱之要藥也
〔脩治〕二三七八月採根蒸剝去皮四破去心必須暴於日中或火烘乾用

地骨皮

〔害〕中寒者勿用
〔利〕甘淡而寒清三焦凉血降肺中伏火除肝腎虛熱
治在表無定之風邪傳屍有汗之骨蒸去風邪者肝有熱則風自內生熱退則風息與外感之風不同能退內潮人所知也能退外潮人實不知病感風感寒散而未盡作潮往來非柴葛所能治惟用地骨皮走表又走裏之藥消其浮游之邪服之未有不愈者

故以青蒿佐之骨皮退热屡有奇功盡扶精氣充足
而邪火自退何得以芩連知柏之苦寒而傷元氣哉
鮮地骨皮汁治吐血尿血
天精草苦甘凉清上焦心肺客邪代茶止消渴
〔脩治〕冬採根春夏採莖葉實凡使根掘得以東流水
浸刷去土捶去心 以熟甘草湯浸一宿焙乾用

智母 見脾部

麥冬 見心部

薄荷
〔害〕辛香伐氣多服損肺傷心 虛者遠之凡新病瘥勿
服以表氣虛也令人虛汗不止咳嗽由肺熱虛寒客而

無热症者勿服陰虛人發热勿服恐出汗則易竭其津液也及血虛頭痛小兒身热由於傷食脂積者禁用每見小兒多食薄荷糕者汗多體弱瘦弱人久服之動消渴病

〔利〕辛温一作凉入肺肝芳香開氣發汗解表能下氣故消食治貓咬與蛇傷傷寒舌苔和蜜擦之

〔脩治〕處處有之蘇產爲勝夏秋採莖葉曝乾

海石

〔害〕大寒潤下咳逆由於虛氣上冲者勿用痰飲由於脾胃元虛者忌者忌之多服損人血氣

〔利〕鹹寒入肺清金降火能潤下止濁淋化積塊止痰

消癭瘤結核

〔脩治〕浮白乃水沫結成色白體輕海中者味鹹入藥

爲良

〔温肺猛將〕

麻黄　見前

天南星　見前

五味子　見心部

〔温肺次將〕

蘇梗　見前

欵冬花

〔害〕古今方用爲治嗽要藥以其辛温散而能降於肺

無忤無分寒熱虛實皆可酌而施用
〔利〕辛溫化痰而咳喘何憂清肺則癰痿有賴
〔脩〕治十壹月採花蕊未舒者佳陰乾或蜜水炒用

製半夏

〔害〕其性燥而辛溫有毒雖能祛濕水分實脾及開寒
濕氣鬱結痰而其所忌者惟陰虛血少津液不足諸
病故古人有立禁者謂血家渴家汗家是也故凡一
切吐血衄血齒衄舌上出金瘡産後失血过多尿血
便血腎水真陰不足發渴陽虛自汗陰虛盜汗内热
煩燥出汗諸症皆當禁者也凡三禁之外應忌者尚多
茲更詳列於後凡咳嗽由於陰虛而不由於濕痰寒飲

嘔吐由於火動胃熱而不由於寒濕痰壅飲食不化由於脾陰不足而不由於脾濕少運噦吐嘔眩悸由於胃弱而不由於寒痰飲霍亂腹脹由於寒邪熱客中焦而不由於寒濕食滯咽痛由於陰虛火炎而不由於傷寒少陰病邪熱不解氣喘由於氣虛而不由於風寒所鬱頭痛由於血虛不由痰厥不寐由於心經血少而不由於病後膽虛如以上諸症法所同禁其誤最易而難明者醫以其能去痰也故凡見咳嗽莫不先投殊不知咳嗽吐痰寒熱骨蒸皆陰虛肺熱津液不足之候誤服則損其津液而肺家愈燥陰氣愈虛濃痰愈結必致聲啞而死若合參朮禍不旋踵

蓋以其本爲脾胃葯而非肺腎葯也寒濕痰飲作咳屬胃者固宜然亦百之一二其陰虚火熾煎熬真陰津液化為結痰以致喉痒欬咳者往往由之故凡痰中帶血口渴咽乾陰虚咳嗽者大忌服之又有似中風痰壅失音偏枯拘攣及二便閉澀血虚腹痛於法並忌犯之過多則非葯可救吉凶負理悔不可追責在司命謹諸孕婦服之能損胎若與參朮並行但有開胃之功亦不損胎

【利】辛温化痰入肺脾胃消痰燥濕開胃健脾宣通陰陽和胃安卧能墜胎

采製半夏性和而力亦遜

戈製半夏內有參附治真中風寒濕痰飲立見奇功
近有仙露半夏得七七仙露之氣用之甚有通和陰
陰陽若陰虛火熾切勿妄投
生姜半夏粬治淺諸痰
〔修治〕八月採根暴乾浸七日逐日換水瀝去涎切片
姜汁拌炒以黃牛肉汁鍊膏即霞天膏和半夏末爲
麴名霞天麴治沉痾痼痰照造麴法草盦七日待生
黃衣懸風處愈久愈佳

生薑

〔害〕見脾部溫陣乾姜條下
〔利〕辛溫入肺胃發表散汗開胃止嘔破血滯痰凝平

氣腹脹痛中風中氣中暑中毒中惡霍亂一切卒暴之症用姜汁和童便服姜汁能開痰童便能引火下行姜皮辛凉和脾行水腫家必用

〔修治〕九月採暴乾白淨結實者良去皮則熱留皮則冷古方以姜茶飲治痢热痢留皮冷痢去皮或用蜜炙

煙

〔害〕大氣薰灼最爍肺陰耗血損年衛生者宜遠之今人患喉風咽痛嗽血失音之症甚多未必不由嗜煙所致

〔利〕辛温入肺行氣辟邪治風寒濕痺滯氣停痰山嵐

瘴霧爲宣散之品
煙管中水能解毒
煙油殺蟲最捷諸咬傷塗之病失
【脩治】六月採爲伏片七月採者則滋膏足而辛甚南人用油罨鏍爲綠烧吸北人惟將煙片搓碎納煙筒中烧吸其氣

腎部藥隊

〔補腎猛將〕

大熟地

〔害〕按熟地乃陰滯不行之藥，火爲脾胃之病所不宜。凡胸膈多痰，氣道不利，升降窒塞，藥宜通而不宜滯。湯液中禁屬地黄，用宜斟酌，胃虚氣弱之人過服歸地，必致痞悶食減，病安能愈。

〔利〕甘微温，補脾肝腎，養血滋陰，爲壯水之主藥。

〔脩治〕二八月採根，揀取肥地黄，沉水者數十觔，洗去沙土，畧晒乾，别以揀下瘦小者數十觔，搗絞取汁，投石器中，浸漉令浹，入柳木甑，放瓦鍋上蒸一日，晒幾日令極乾又晒又蒸如是九次鍋内倘有淋下地黄餘汁亦必拌晒使汁盡而乾其地黄光黑如漆味甜如飴須瓷器收之以其指柔喜潤也蓋熟地性泥得之香竄砂仁合和五臟凉冲和之氣歸宿丹田故用好酒入砂仁末在内拌蒸晾九蒸九晾乃止入葯爲良今肆中多用水煎必得酒炒砂仁末拌搗用

枸杞子 見肝部補陣

淫羊藿

〔害〕虛陽已舉夢遺不止溺赤口乾者並忌若誤服之則病強中淋濁之患

〔利〕辛温入腎補大腸三焦強筋骨起陽事衰利小便

除莖中痛
〔修治〕五月採葉莖晒乾根亦可用每一觔用羊脂四
兩拌炒待盡爲度
别仙靈脾千兩金棄杖草皆矜其功力也

北五味 見心部補陣

〔補腎次將〕

乾地黄

〔害〕性寒而潤陰虚咳嗽内熱骨蒸或吐血等候一見
脾虚泄瀉胃虚食少或天明腎泄産後泄瀉産後不
實俱禁用凡産後惡食作瀉惡露作痛雖見發熱不
可用誤用則瀉不止凡見此症宜多加炮姜桂心人

本草害利卷下 四

参必自愈
忌鐵銅器葱蒜蘿蔔諸血令人腎消消榮衛澀髮鬚白
〔利〕甘寒入心肝腎小腸去瘀生新補陰凉血養陰退陽
〔脩〕治二八月採根暴乾以懷慶肥大而短糯體細皮菊花心者佳用沉香者浮不用大生地熟地亦稱原生地小生地力薄於大生地姜汁浸則不泥膈酒製則不妨脾根生地功倣鮮生地而寒性減之瀉火之力亦次之

巴戟天

〔害〕與滛羊藿同凡病火相熾盛思慾不得溺赤口苦

目昏目痛煩燥口渴大便燥閉法咸忌之
〔利〕甘温入腎安五臟以益精強筋骨而起陰
〔脩治〕二八月採根打去心陰以連珠多肉厚者爲勝
用酒浸一宿剉焙入藥

何首烏 見肝部補陣

杜仲

〔害〕腎雖虛而火熾者勿用
〔利〕甘辛温入肝腎強筋骨益胃添精治腰膝疼痛利
偏體機關亦治陰下濕痒小便淋瀝
〔脩治〕二五六九月採皮凡使削去粗皮剉或酥炙酒
炙蜜炙鹽酒炒姜汁炒斷絲用產湖廣湖南者佳色

黄皮薄肉厚如色黑皮厚肉薄不堪用

元武版

〔害〕新刮之甲有毒不宜頻使妊婦不宜用病人虚而無热者不宜用凡入丸散須研極細不爾留滞腸胃能變癥瘕

〔利〕鹹寒至陰屬金與水補心資益腎陰治陰虚血弱劳热骨筋等症又能補益大腸止瀉痢

龜膠補陰之力更勝

龜鹿皆長年龜首藏向腹能通任脉取下甲以補腎補血皆陰也鹿鼻反向尾能通督脉取上角以補火補氣皆陽也

〔脩治〕採無時以自敗大者力勝得陰氣更全也酥炙或酒炙醋炙豬脂炙煆灰用龜版滌浣搥碎水浸三日用桑柴火熬成膠名龜膠合鹿角膠一陰一陽名龜鹿二仙膠治真元虧損精氣枯竭瘦弱少氣目視不明夢遺泄精腰腿無力此能大補精髓益氣養神

龜尿走竅透骨染鬚髮治啞聲龜胸龜背以尿摩之取龜尿法以鏡照之龜見影則淫發而尿出今人或以豬棕松毛刺其鼻竅亦出

女貞子

〔害〕純陰至靜之品若虛寒人服之則腹痛作瀉

〔利〕苦~~涼~~甘益~~肺~~肝腎補中黑髮須明目養精神
〔修治〕立冬後採取陰乾去梗葉酒浸一~~宿~~日夜袋擦去
皮蒸透晒乾用

黑大豆

〔害〕小兒以豆猪肉同食必壅氣致死十有八九如十
歲以上則無害也服蓖麻子者終身忌炒豆犯之脹
滿致死服厚朴者亦忌之最能動風氣故也
〔利〕甘平補心腎而明目活血散風除熱解毒能消水
腫可稀痘瘡黑豆之小者曰馬料豆鹽水煮食尤能
能補腎料豆之皮曰穭豆衣補腎涼血止汗亦稱黑
豆衣

〔修治〕九月採取大豆莢用生平炒食極热煑食甚寒作豉極冷造醬及生黃卷則平牛食之甚温馬食之冷一體之中用之數變

胖海參

〔害〕海味寒温血病多热者勿服

〔修治〕遼海產者良膠州所出生北海鹹水中色又黑以滋腎水從其類也有刺者名刺參無刺者名光參以水瀹胖剖開去肚雜泥沙用

〔瀉腎猛將〕

猪苓

〔害〕淡滲太燥引水之功多能亡津液久服必損腎氣

昏人眼目無濕症者勿服

〔利〕甘淡平入腎膀胱二經分消水腫淡滲濕痰利水諸藥無如此駛

〔修治〕是楓樹下苓其皮黑色肉白而實者佳二八月採陰乾銅刀削去粗皮薄切

〔瀉腎次將〕

澤瀉

〔害〕扁鵲云多服病人眼昏凡病人無濕無飲而陰虛及腎氣乏絕陽衰精自流腎氣不固精滑目痛虛寒作泄等症法咸禁用以其淡滲利水久服則降令太過清氣不升真陰潛耗安得不病目耶

〔利〕甘鹹微寒通腎膀胱水道善去胞胎能止洩精

〔脩治〕八月採根不計多少細判酒浸一宿取出暴乾

任用

知母 見脾部

赤茯苓

〔害〕見心部補陣茯苓條下

〔利〕甘淡平瀉腎小腸膀胱濕熱功同茯苓而稍遜利

水偏長

〔脩治〕大山山谷大松下附根而生二八月採掘取陰

乾凡用皮去心擣細於水盆中攪攪濁浮者濾去之

此是茯苓赤筋若誤服餌令人瞳子并黑睛點小兼

目盲
生米仁見脾部
朴硝芒硝
〔害〕生於鹵地刮取煎煉在底者爲朴硝在上者爲芒硝有牙者爲馬牙硝置風日中消盡水氣清白如粉爲風化硝若經甘草水煅過即元明粉究其功用無堅不磨無結不散無熱不蕩無積不推可謂直往無前無留礙之性也非邪結下焦堅實不可按者不用恐誤伐下焦真陰故也病不由於邪熱深固閉結難通斷勿輕投至於血涸津液枯竭以致大腸燥結陰虛之精以致大熱骨蒸火炎於上以致頭痛目昏口

渴耳聾咽痛吐血衄血虛極類實等症切戒勿施庶免虛虛之咎而無悔不可之大錯也

〔利〕鹹辛微寒瀉腎火治陽強能蕩三焦腸胃實熱大瀉下減與大黄同功破血攻痰軟堅消食又能通經墮胎

〔修治〕採無時青白者佳黄者損人赤者殺人元明粉功緩力火輕明目清燥推陳致新朴硝即皮硝朴硝在下最粗而濁芒硝在上質稍清元明粉再經甘草水煎煉尤爲精粹

苦參

〔害〕雖能減中之熱除濕熱生蟲爲最厲氣味苦寒能

損腎氣肝腎虛而無热者勿服火衰精冷真元不足及年高之人皆不宜服沈括夢溪筆談云久用苦參擦牙遂病腰痛由其氣傷腎故也

〔利〕苦寒入腎除热祛濕治癰疽腫瘡瘍腸澼下血兼能利水固齒明目祛風殺蟲

苦參子 一名鴉胆子 治腸風下血能清肝明目功同槐實

〔脩治〕八月採子十月採根暴乾糯米濃泔浸一宿其腥穢氣並浮在水面上須重重淘過即蒸三時取晒切用

〔涼腎次將〕

鮮生地

〔害〕大寒涼潤必燥結有實火者方可用否則恐寒中

餘同乾地黃

〔利〕苦寒微甘大瀉心腎實火平血逆除大熱

〔脩治〕掘取鮮根洗淨竹刀切片或搗汁用

牡丹皮

〔害〕氣香而濁極易作嘔胃弱服之即吐涼血通瘀故胃氣虛寒婦人血崩經行過不淨並妊娠者並忌之若無瘀而血熱妄行及血虛而無外感者皆忌之不可用

〔利〕苦辛微寒入手足少陰厥陰血分涼血去瘀生新
瀉血中伏火退無汗骨蒸
治相火之功勝於黄柏紅花者利白花者補宜分別
之
〔修治〕牡丹惟取白紅單瓣者入藥二八月採根陰乾
以銅刀劈開去骨肉厚者佳剉如大豆許用酒細拌
蒸乾用或切片酒炒用

知母 見脾部

滑石

〔害〕性沉降下重上能減上氣令下行本利竅清暑之藥若
病人脾虛下陷及陰精不足內熱以致小水短赤

澀或不利煩渴身熱由於陰虛火熾水涸者皆禁用脾腎俱虛者雖作泄勿服傷寒病當發表者尤忌表有邪得此滲泄重降之品必愈陷入裏而成敗症矣

〔利〕甘淡寒入肺脾腎膀胱四經利小便行積滯宣九竅之閉通六腑之結

滑石利竅非獨小便也上能利毛竅下能利精竅為蕩熱燥濕之劑故清暑需之

〔脩治〕採無時凡用滑石白而潤者良先以刀刮淨研粉以丹皮同煮一伏時去牡丹皮取滑石以東流水淘過晒乾用惟青黑綠色者有毒不入藥用能殺人

〔溫腎猛將〕

破故紙一名補骨脂

〔害〕此性燥助火凡病陰虛火動陽道妄舉夢遺尿血小便短澀及目赤口苦舌乾大便燥結內热作渴火升嘈雜易濕热成痿以致骨乏無力者皆忌服能墮胎孕婦忌

〔利〕辛溫入腎大腸興陽事止腎泄固精氣止腰疼痛煖則水臟固壯火益水之要藥也

〔脩治〕出南番者色赤嶺南者色□九月採以酒浸一宿漉出以東流水浸三日夜蒸之三時乾用一法用鹽同炒過曝乾用有童便人乳浸或胡桃肉拌炒用

鹿茸

〔害〕升陽性热陰虛而陽浮越者目繫誤用而血脱於上以隕者多人矣而不可嗅之有蟲恐入鼻顙傷腦腎虛有火者不宜用以其偏於補陽也上焦有痰热胃家有火者亦勿用凡吐血下血俱陰虛火熾者概不可服

〔利〕甘鹹温入腎健骨生齒強志益氣治肢體痠痛腰脊軟痛虛勞仙劑崩漏如神丹

〔脩治〕鹿角初生長二三寸分歧如鞍紅如瑪瑙破之如朽木者良太嫩者氣血未足無力獵人得之鹿縶之取茸然後斃鹿以血未散也最難得不破未出血者四月五月解鹿時取陰乾酥塗灼去毛微炙不塗

酥則傷茸亦有酒炙者

鹿角

【害】同鹿茸

【利】鹹溫補腎生精髓強筋骨壯腰膝止崩中與衄血

除腹痛而安胎

生角散熱行血消腫毒逐惡血

熬膏煉霜則專於滋補

肉甘溫補中強五臟通脉益氣力

鹿腎氣有餘足於精者也

茸較佳於角肉有益於脾

【修治】七月採角以鹿年久者其角更好煮以爲膠入

葯彌佳〇造膠霜法取新角寸截河水浸七日刮淨桑火煮七日入醋少許取角擣成霜用其汁加無灰酒熬成膠用

麋茸麋角

〔利〕功用與鹿相倣而溫性差減鹿補右腎精氣不足者宜之麋補左腎血液不足者宜之

〔脩治〕鹿角堅麋角大鹿角單麋角雙凡用鹿角以麋角鬆麋角以寸截炭火燒過擣末和水成團以絹袋三五重盛之再煅再和如此五度以牛乳和再燒過研用

〔溫腎次將〕

山茱萸見肝部
菟絲子見肝部
大茴香見肝部
艾葉見肝部

胃部藥隊

（補胃猛將）

白朮　見脾部

綿芪　見肺部

大棗　見脾部

（補胃次將）　見脾部

白扁豆　仝上

懷山藥　仝上

炙甘草　仝上

龍眼肉　仝上

紅棗

〔瀉胃猛將〕

石菖蒲 見心部

枳實 見脾部

雷丸

〔害〕赤色者能殺人細揀去用殺蟲之外無他長能令人陰痿

〔利〕苦寒入胃大腸二經殺臟腑諸蟲除嬰兒百病有蟲者宜之

〔脩治〕竹之餘氣得霹靂而生故名之大小如栗竹刀刮去黑皮甘草水浸一宿酒拌蒸或炮

白芥子 見肺部

萊菔子 見脾部

六神麯 仝上

〔瀉胃次將〕

蘇梗 見脾肺部

枳殼 見脾部

蔓荊子

〔害〕頭痛目痛不因風邪而於血虛有火者忌之胃虛人不可服恐生痰疾

〔利〕苦辛平入胃肝膽膀胱四經搜頭風除濕痺

〔脩治〕六七八月採子去蒂子下白膜一重用酒浸一伏時蒸之三時熬乾用尋常只去膜打碎用之

麥芽 見脾部

石膏 涼胃猛將 見肺部

犀角 見心部

天花粉 涼胃次將 見肺部

葛根

害傷寒頭痛兼項強腰脊痛及遍身骨疼者足太陽病也邪未入陽明故無渴症不宜服誤服則邪氣反引入陽明爲引盜入門也斑疹已見紅點不宜用恐表虛反增斑爛也五勞七傷上盛下虛之人暑月雖

有脾胃病亦不宜服當用亦宜少用多則反傷胃氣以其升散太過也夏月表虛汗多尤忌

葛根風散藥也風藥皆燥本經言其生津止渴生乃升字筆誤非葛根獨能止渴以其升胃氣入肺能生津爾設非清陽下陷而火炎津耗之渴誤服此藥則火藉風威燎原莫遏即非陰虛火炎之症凡胃津不足而渴者亦當忌之

張司農治暑全書序云柴胡劫汗陰葛根竭胃汁二語可謂開千古之羣蒙也

故凡汗多勿用前人已論及之無汗亦勿用　愚謂陽明胃經多血之所致火病燥熱無汗煩渴胃液已傷

汗乃血液所化奪汗則無血之戒用者審之
〔利〕甘辛平入胃大腸二經輕宣解肌發汗升陽生用能墮胎蒸熟散鬱火化酒毒止血痢能舞胃氣上行治虛瀉之聖葯
鮮葛根汁大寒治温病火热吐衄諸血
葛花解酒毒尤良酒毒濕甚而爲毒也
葛榖即子也甘平下痢十歲以上解酒毒
葉止金瘡血出蔓消癰腫喉痺
〔脩治〕五月採根曝乾生用或蒸热用以入土深者爲佳今人多作粉食七月採花晒乾八九月採子曝乾冬月掘取生根搗爛入水中揉出澄清粉名玉露霜

香薷

〔害〕辛散乃夏月解表之藥表無所感而中熱為病何假於此誤則損人表氣故無表邪者戒之其性溫熱暑寒宜用若暑熱宜清涼誤服之反成大害有處高堂大廈納涼太過飲冷太過陽氣為陰邪所遏反中入內遂病頭痛惡寒煩躁口渴吐瀉霍亂宜用之以發越陽氣散邪和脾則愈若飲食不節勞役斲喪之人傷暑汗出如雨煩躁喘促或瀉或吐者乃內傷之症宜從東垣清暑益氣湯不吐瀉者宜人參白虎桂苓甘露飲之類以瀉火益元若用者香薷是重虛其表而益之熱矣

（利）辛微温入脾胃二經理暑氣霍亂腹痛○乘凉飲冷陽氣為陰邪所遏云云則愈若勞役受暑用之則大誤矣

（脩治）八九月開花著穗時採得去根留莖曝乾勿令犯火陳久者佳宜待冷服如熱服作瀉經所謂治温以清凉而行之也

石斛

（害）長於清胃除热惟胃腎有虚热者宜之虚而無火者不得混用

長虚味大苦者名木斛服之損胃

（利）甘淡微寒清胃除虚热補腎濇元氣療脚膝

川石斛少遜鮮石斛性加寒尤退虛熱
虛症宜乾實症宜鮮
〔修治〕蜀中者爲勝七八月採莖陰乾以桑皮沃之色
金形如蚱蜢髀者佳金石斛凡使去根頭用酒浸一
宿暴乾以酥拌蒸之五時徐徐焙乾用入補藥乃效
或熬膏用

川萆薢

〔害〕若下部無濕熱陰虛火熾以致溺有餘瀝莖中痛乃
真陰不足之候也無濕腎虛腰痛並不宜服以腎惡
燥故也
〔利〕甘平入胃肝膀胱三經主風寒濕痺暨可除膀胱

宿水又能止失溺便頻頻祛風濕補下元小便頻莖
内痛必火府熱閉只就小腸火府愈加燥竭因強悪
房事有瘀腐壅於小腸故痛此與淋症不同宜炒鹽
水炒萆薢一兩煎服以葱湯頻洗穀道即腎受土邪
則水衰肝挾相火來復勿毋仇萆薢滲濕則土安其
位水不受傷矣
按薢土茯苓形雖不同而主治之功不相遠矣除濕
祛風分清去濁悪瘡化毒又能補下焦忌茗醋
脩治二八月採根利刀切片曝乾用

知毋 見脾部

蘆根

〔害〕性味寒凉，因寒霍亂作脹，因寒反胃嘔吐，勿服。

〔利〕甘寒，清煩热，嗆喉嚨，利小腸，治煩渴嘔逆，噎膈反胃。

筍更佳，解河豚毒。

〔修治〕二八月掘取肥厚根，晒乾，去鬚節并赤黄皮用。逆水中鮮者力遜，或搗汁取用。

竹葉 見心部

〔温胃猛將〕

高良薑

〔害〕如胃火作嘔，傷暑霍亂，火热注瀉，心虛作痛，咸忌之。以其辛热性燥，故虚寒人與參朮同行，若單用多

用加冲和之氣也
〔利〕辛熱温入脾肺胃三經温胃去噎膈療心腹之疼
痛下氣降邪攻嵐瘴之氣瘧疾治心脾疼多用良薑
寒者用之二錢熱者用之四五分于清火劑中取其
辛温下氣止痛有神耳
〔脩治〕出嶺南高州 二三月採根炒過入藥亦有同吳
茱萸東壁土拌炒過用者
紅豆蔻温肺散寒醒脾燥濕消食解酒〇禁忌 製用
同上

乾姜 見脾部

益智仁 仝上

肉豆蔻　見脾部

草菓　見脾部

丁香

〔害〕辛熱而燥，一切有火熱症者忌之，非屬虛寒，概勿施用。

〔利〕辛温，入肺胃腎三經。温脾胃而止嘔呃，理壅滯而消脹滿，蠱齒，除痘發灰白瘡。

〔脩治〕八月採子曝乾，方中多用雌者為母丁香，即雞舌香，力大，膏中煎。若用雄者，顆小為丁香，須出去丁蓋乳子，發人背癰也。不可見火。

木香　見肝部

胡椒 見肝部

辛夷

〔害〕辛香走竄之性氣虛人偶感風寒而鼻塞者禁之頭腦痛屬血虛火熾及齒痛屬胃火者服之轉甚毛射入肺中令人咳

〔利〕入肺胃二經宣散上焦風熱辛溫開竅鼻塞與昏冒咸宜清腸解肌壯熱與憎寒並選味薄而散能助胃中清氣上達高巔頭面九竅當歸治平也

〔脩治〕九月採實暴乾去心及外皮毛入藥微焙

〔溫胃次將〕

藿香見脾部

砂仁見脾部

白蔻仁見脾部

製半夏見肺部

烏藥見脾部

開口胡椒即川椒見脾部

煨姜見脾部

厚朴見脾部

膀胱部藥隊

補膀胱猛次藥性即將補腎之藥性同蓋腎氣化則小便自利行

〔瀉〕膀胱猛將

羌活獨活

〔害〕此陽草中之風藥也為祛風散寒除濕之要品若血虛頭痛遍身疼痛骨痛因而作寒熱者俱屬內症二活皆是風藥能燥血均忌誤用必反劇

〔利〕皆苦辛平治風寒濕痺筋骨攣痛頭旋眩掉頸項難伸

本入手足太陽表裏引經又入足厥陰氣分小無不

入大無不通故俱散肌表八風之邪兼理周身百節之痛中國者爲獨活色黄氣緩可理伏風西羌者爲活色紫氣雄可理遊風羌性猛獨性緩獨活不摇風而治風浮萍不沉水而利水因其所勝而爲制也

修治 二八月採根曝乾去皮而焙用

麻黄 見肺部

漢防已

害 下焦血分濕熱之要藥然其性悍氣猛走竄決防苦傷胃凡胃虚陰虚自汗盗汗口苦舌乾腎虚小水不利及胎前産後血虚雖有下焦濕熱慎勿用之

東垣云防已大寒大苦瀉血中濕熱亦瞑眩之藥也服之使人心煩亂飲食減少若虛人用防已其害有三夫飲食勞倦陰虛生内熱元氣穀食已虧以防已泄大便則重亡其血此不可用其害一也如人大渴引飲是熱在上焦肺經氣分宜滲濕而防已乃下焦血分藥此不可用之者其害二也外傷風寒邪傳肺經氣分濕熱而小便黃赤乃至不通此上焦氣病禁用血藥此不可用者其害三也大抵上焦濕熱者皆不可用也

利若辛寒入膀胱亦通行十二經袪下焦血分之濕熱通二便水防已用治風

〔脩治〕二八月採陰乾以車前草根相對蒸半日晒乾用今惟去皮剉酒洗晒乾用

木通見心部

葶藶見肺部

猪苓見腎部

〔瀉膀胱次將〕

獨活見前

防風

〔害〕升浮之性易動肝木若是中風産後血痙急諸病頭痛因於血虛不因於風寒泄瀉不因寒濕及二便閉澀小兒脾虛發搐慢驚脾風氣升作嘔火升作嗽

陰虛盜汗陽虛自汗等症法所咸忌能瀉肺實誤服瀉人上焦元氣又頭者令人發狂又尾者發人痼疾

〔利〕甘辛溫入肺膀胱二經治大風惡風風邪周痹頭面浮風眼赤多淚能防禦外風故名防風卑賤之職隨所引而至乃風藥中之潤劑也

〔脩治〕青州黃潤者良軟蘆糯體登州萊陽次之關東者性硬不用十二月採根曝乾

蒲黃

〔害〕性滑動血一切勞傷發熱陰虛內熱無瘀血者禁用瘀因寒滯者忌投多食令人自利極能虛人

〔利〕甘平生用行血炒黑止血入東方血海兼入州都

故又能利小便

〔脩治〕凡使勿用松黄并黄蒿其二件全似只是跙反吐人真蒲黄須隔三重紙焙令色黄蒸半日却再焙乾用之妙此即香蒲花中蕊屑湯成入葯生滑破血炒濇止血

川楝子 見木部

前胡 見肺部

藁本

〔害〕氣雄上升能耗血液凡温病頭痛發热口渴或骨痿及傷寒發於春夏陽証痿産後血虚火炎皆不宜服

〔利〕辛溫理大腸小腸膀胱寒濕治風家巔頂作痛女人陰腫疝疼

〔脩治〕正二月採根暴乾

澤瀉 見腎部

葱白

〔害〕發散之品病人表虛易汗者勿食病已得汗勿再進多食葱令人神昏損髮鬚虛氣上冲同蜜食作下利壅氣殺人名甜砒霜同棗食令人病正月食生葱令人面上起遊風

〔利〕辛散輕平入肺肝胃膀胱發汗解肌通上下陽氣氣通則血活故治諸血通氣則解毒故殺諸蟲宣風

濕利耳鳴通二便宣解用白速鬚通竅用青葱管

〔脩治〕大管冬葱入葯為良葱白連鬚用採無時

甘遂

〔害〕其性陰毒雖善下水除濕然能耗損真陰虧竭津液元氣虛人除傷寒水結胸不得不用外其餘水腫鼓脹類多脾陰不足土虛不能制水以致水氣泛濫河間云諸濕腫滿皆屬脾土法應補脾實土兼利小便而反用甘遂下之是重虛其本也水既蹔去復腫必死矣必察病屬濕熱有飲有水而元氣尚壯乃可一死不然多致不起戒之須慎

〔利〕苦甘寒瀉腎膀胱及隧道水濕逐留飲水脹攻痞

結癥瘕
仲景治心下留飲與甘草同行取其相反以立功凡水腫脹以甘遂塗腹繞臍内服甘草湯其腫便消二物相反而感應如神
〔修治〕二八月採根陰乾用東流水浸去黑水麪裹煨熟用以去其毒入丸散擣爲末

龍膽草 見肝部

〔涼膀胱次將〕

車前子 見心部

綿茵陳

〔害〕按茵陳雖爲黄疸主藥須分陰黄陽黄陽黄宜茵

陳陰黃溫補若用茵陳多致不救蓄血發黄不可誤用

【利】苦寒入膀胱除濕熱利小腸鈴子茵陳山陰茵陳力俱峻

【脩治】五七月採莖陰乾去根細剉勿令犯火

海金沙

【害】淡滲無補小便不利及諸淋由於腎水真陰不足者勿服

【利】苦寒入小腸膀胱除濕熱消腫蒲清血分利水道惟熱在太陽經血分者宜之

【脩治】七月收其全料於日中暴小乾以紙襯承以杖

蘩之有細沙落紙上且暴　且蘩以盡爲度其沙及草皆可入葯

黄柏 見前

淡吴萸 溫膀胱猛將 見肝部

烏藥 溫膀胱次將 見脾部

茴香 見肝部

膽部藥隊

烏梅（補膽猛將）見肝部

棗仁（補膽次將）見心部

桔梗（瀉膽猛將）見肺部

青皮 見肝部

香附 見肝部

秦艽

（害）泄散疎利之品凡下部虛寒小便不禁大便滑者

勿服
〔利〕苦寒平入胃肝膽大小腸五經祛風養血活絡舒筋退热利濕
〔修治〕二八月採根暴乾用形作羅紋相交長大白左紋者良

川芎見肝部

龍膽草〔涼膽猛將〕見肝部

青蒿〔涼膽次將〕見肝部

槐實

〔害〕槐性純陰脾胃虚寒作洩及陰虚血熱而非實熱者外證似同内因實異即不宜服

〔利〕槐花酸苦鹹入肺膽大腸三經止便紅血痢咸藉清腸之力療五痔明眼目皆制熱之功

槐實用同槐花兼行血而降氣亦催生而墜胎

槐枝主陰囊濕痒

槐葉醫疥癬疔疽

〔脩治〕槐實以十月巳日採去單子及五子者銅搥碎牛乳拌蒸一名槐角槐花採收含蕊陳久者良入藥微炒用

〔温膽猛將〕

肉桂 見肝部

細辛 見肝部

温膽次將

萸肉 見肝部

大腸部葯隊

〔補大腸猛將〕

滛羊藿　見腎部

罌粟殼

〔害〕酸收太緊，令人嘔逆妨食，且澀積滯，反成痢疾。瀉痢初起及風寒作嗽，忌用。米性寒，多食利二便，二便動膀胱氣。

〔利〕酸溫，斂肺濇腸而固腎，止瀉痢而收脫肚，固精氣而濇遺洩，愈虛勞之嗽，攝小便之多。若醋製而與參朮同行，可無妨食之害。

鴉片酸濇微毒，止瀉痢，收脫肚，濇精氣，塗癰腫，愈頭

風
御米甘寒潤燥煮粥食治反胃加参尤佳
脩治凡使穀洗去蒂及筋膜薄皮醋炒或蜜炒
鴉片乃罌粟花之津液也四月罌粟結青苞時午後
以大鍼刺其外面青皮三五處勿損裏面硬皮次津
出以竹刀刮收入瓷器陰乾故今市者猶生鴉片有
毒殺人救治之法以竹筷將中毒人口撬開切忌銅
鐵器物撬口急宰取鴨血和生菉豆粉灌之即吐出
如未吐盡再用生菉豆粉同潔白糖攪服即解
又方用膽礬一兩白芥子一甌藥沖湯頻頻灌之即
吐盡而解

又方用蓮鬚一兩煎湯灌之即解

〔補大腸次將〕

訶子肉　見肺部

百合　見肺部

〔瀉大腸猛將〕

大黄　見脾部

桃仁　見肝部

雷丸　見胃部

火麻仁

〔害〕多食損血脉滑精氣痿陽事婦人多食即發帶疾以其滑利下行走而不守也腸滑者尤忌

〔利〕甘平入脾胃潤五臟通大腸滑利　下行走而不守
宣風利關節催生療難產
〔脩治〕七月七日採良九月採入土者損人極難去殼
裹沸湯中待冷懸井中一宿晒乾就新瓦上挼去殼
用
麻仁一物詢之藥肆所脩每每誤用須分别書之潤
燥通腸閉催生則用火麻仁即大麻仁如滋陰養肝
則用黑芝麻又一種四方稜而小者名巨勝子味苦
平肝明目又一種大胡麻名胡麻仁一名壁虱胡麻
一名亞麻能祛風濕瘡癬疥癩又小胡麻一名三角
胡麻即茺蔚子一名益母子通經活血平肝祛風用

者宜審

升麻　見肺部

紫草茸

〔害〕苦寒性滑通利九竅痘瘡家氣虛脾胃弱泄瀉不思食小便清白者俱禁用痘疹若出紅活及白陷大腸利者均宜忌之

〔利〕苦寒入心包肝大小腸四經凉血和血通大腸小腸宣發痘疹清解瘡瘍

〔修治〕二月採根陰乾其根頭有白毛如茸未花時採則根色鮮明去頭并兩畔髭以石壓扁曝乾剉細用

〔瀉大腸次將〕

秦艽見膽部

旋覆花

〔害〕走散之藥病人涉虛者不宜多服冷利大腸虛寒人禁用

〔利〕味鹹微温兼苦入肺肝大腸三經鹹能軟堅能祛老痰結積温能解散鹹可潤下故治風氣濕痺大腸燥結又能通脉

草名金沸功同相倣

〔脩治〕六月至九月採花去蕊并殼及蒂子蒸乾晒用

有細毛恐射肺令人嗽須用絹包好入煎藥劑

郁李仁

〔害〕性專下降，善導大腸燥結。利周身水氣，然下後令人津液虧損，燥結愈甚，乃治標急救之藥，津液不足者慎勿輕投。

〔利〕味苦甘辛平，入脾、大腸二經，潤燥，行水，下氣，破血，得酒入膽治不寐。

〔脩治〕五月採核，搗碎取仁，先以湯浸去皮尖，用生蜜浸一宿，漉出陰乾，研如膏用。

杏仁　見肺部

大腹子　見脾部

白芷　見脾部

梨子

〔害〕寒冷涼肺寒嗽（咳）脾家瀉泄腹痛冷積寒痰痰飲婦人産後小兒痘後胃冷嘔吐西北真中風證及金瘡法咸忌之經云形寒飲冷傷肺此之謂也又云寒則血泣多食成冷痢

〔利〕味酸甘寒入心肺脾肝大腸五經外宣風氣内滌狂煩消痰醒酒人知清火消痰不知其散風之妙生食可清六腑之熱熱可滋五臟之陰虚火宜熟實火宜生梨汁潤腸清痰止嗽治痰嗽宜加入姜汁蜜水

〔脩治〕七月採今北人每於樹上包裹過冬乃摘亦妙

黄芩

〔涼大腸猛將〕見脾部

黄柏 見脾部

〔凉〕大腸次〔將〕

地榆炭

〔害〕性寒下利凡脾胃虚寒作泄法並禁用及白痢久而胃虚弱胎產虚寒洩瀉血崩脾虚作洩等症

〔利〕味苦寒入肝大腸二經止血痢腸風除帶下五漏善主下焦血症兼去濕熱稍反行血

〔脩〕〔治〕二八月採似柳根外黑裏紅取上截切片炒黑用

槐角 見膽部

知母 見前

本草害利卷下

七十

連翹見心部

胡椒見肝部　（温大腸猛將）

破故紙見腎部

枸杞子見肝部　（温大腸次將）

當歸見心部

小腸部藥隊

〔補〕小腸猛將

生地 見腎部

〔瀉〕小腸猛將

木通 見心部

〔瀉〕小腸次將

瞿麥

〔害〕性猛利善下逐能墮胎孕婦忌胎前產後一切虛人患小水不利者禁用水腫蠱脹脾虛者並忌之小腸無火熱者忌服

〔利〕味苦寒入小腸膀胱二經利水破血出刺墮胎八

正散用爲利小便之主葯若心經雖熱而小腸虛者忌用恐心热未除而小腸復病矣當求其屬以衰之

〔脩治〕七月採凡使只用葱殼不用莖葉若一時同使即空心令人氣噎小便不禁也用時以竹瀝浸一伏時漉晒

海金沙 見膀胱部

川楝子 見肝部

薏似仁 見脾部

赤芍 見肝部

茯苓 見腎部

燈芯 見心部

三焦部藥隊

滛羊藿 見腎部 〔補三焦猛將〕

嫰黄芪 見肺部

青皮 見肝部 〔瀉三焦猛將〕

木香 見肝部

柴胡 見肝部 〔瀉三焦次將〕

香附 見肝部

〔凉三焦次將〕

梔子 見心部
麥冬 見心部
川黄柏 見脾部
地骨皮 見肺部
青蒿子 見肝部
連翹 見心部
〔温〕三焦次將
台烏葯 見脾部
白豆蔻 見脾部
紫衣胡桃
〔害〕動風痰助腎火肺家有痰熱命門火熾陰虚吐衂

等症皆不宜施多食動風生痰傷肺脫人眉令人惡心吐水吐食物同酒食多令人咯血

〔利〕味甘热而潤入肺肝腎三經溫肺補腎逼命門峻補下焦潤腸胃悅肌膚蕪胡粉而白髮變黑佐補骨而治痿強陰又云能解一切鼻痰喘服人参胡桃湯喘即定連皮服蓋皮有歛汗之功也但用一味空腹時連皮食之最能固精

〔修治〕秋冬熟時採之嘔爛皮肉取核爲菓

本草害利卷下終